• 珍逸小医书 •

医学指南捷径六书

明·徐春甫 著

张志斌 校注

中国中医药出版社

· 北 京 ·

图书在版编目（CIP）数据

医学指南捷径六书/（明）徐春甫著；张志斌校注．—北京：中国中医药出版社，2015.3
（珍逸小医书）
ISBN 978 - 7 - 5132 - 1683 - 8

Ⅰ. ①医… Ⅱ. ①徐… ②张… Ⅲ. ①中国医药学 – 中国 – 明代 Ⅳ. ①R2 – 52

中国版本图书馆 CIP 数据核字（2013）第 254788 号

中 国 中 医 药 出 版 社 出 版
北京市朝阳区北三环东路 28 号易亨大厦 16 层
邮政编码 100013
传真 010 64405750
三河双峰印刷有限公司印刷
各地新华书店经销
*
开本 880×1230 1/32 印张 9.25 字数 184 千字
2015 年 3 月第 1 版 2015 年 3 月第 1 次印刷
书 号 ISBN 978 - 7 - 5132 - 1683 - 8
*
定价 28.00 元
网址 www.cptcm.com

社长热线 010 64405720
购书热线 010 64065415 010 64065413
微信服务号 zgzyycbs
书店网址 csln.net/qksd/
官方微博 http://e.weibo.com/cptcm
淘宝天猫网址 http://zgzyycbs.tmall.com

导　读

　　明·徐春甫《医学指南捷径六书》（以下简称《捷径六书》）（1586年），为普及性医学丛书。全书共6卷，按阴、阳、风、雨、晦、明6字名集。卷各一书，即每卷（集）分别独立成书，计有《内经正脉》《雷公四要纲领发微》《病机药性歌赋》《诸证要方歌括》《二十四方》《评秘济世三十六方》。徐春甫乃明代著名医家，具有丰富的医疗经验与精深的理论修养。该丛书内容虽然浅近，但却非常实用，充分表述了徐氏的许多临床诊疗见解。所以，此书既适合于初学医者作入门的参考书，也适合于久行医者作临床参考之用。

　　为了广大读者能更为方便地阅读学习此书，特将六书的内容特点及阅读中需要注意的问题作一简述，遵编辑先生所嘱，姑称之为"导读"。

1.《内经正脉》

　　该子书论脉学。书名"内经"与"正脉"，是表明其中脉论是以《内经》为本的正统脉学。书中将常见脉学问题分别赋予标题，依次罗列。其中既有《内经》中的脉学基本理论问题，也有后世诸家脉学精论及诸多临床实用脉学问题。《内经》的脉学理论包括"《内经》气口诊候""《内经》三部九候脉法""四时脉候"等。诸家脉论主要采自《脉经》，也包括宋·庞安常、元·滑寿等医家的脉论。该书论脉以26脉为准，即浮、沉、迟、数、滑、涩、虚、实、洪、细、长、短、紧、缓、促、结、代、牢、弦、革、芤、微、弱、动、伏、濡。其内容中的脉察六字（上、下、来、去、至、止），脉明表里虚实、二十六脉主病、统属脉法候病、脉分三部主病、脉病逆顺、脉法部位表里虚实主病提纲等等，都比较切合实用。然该子书也大谈"南北政脉不应"，未免虚玄。

该集内容虽然比较全面，但述而不作居多，少有作者自己的临床运用脉诊的心得。

2.《雷公四要纲领发微》

该子书为中医基础知识入门。所谓"四要"，指诊脉、审证、治要、处方，也就是涉及临床的诊脉、辨证、立法、处方四大关键问题。至于雷公，并无实指。明代人崇尚雷公，无论炮制、脉学，都好拉扯上黄帝时臣雷公。

所谓"纲领"，是指整个医学的基本知识，其中包括阴阳、表里、荣卫、三焦、五脏、六腑、十二经络、十二官等人体生理知识，也包括组方、用药等问题。作者强调，学医先要熟谙人身的基本生理知识。临证则重在诊脉、审证、治要（即各种主要治法）、处方。然后设"《内经》《灵枢》纂要"一节，摘取其中关于诊脉、藏象等原文。其后则为临证审表里，以及各种常见的药性歌诀等。其中的"病机略"一节，很少见于他书。

该集采用四言歌诀体裁，讲述诸病病机及治法，乃为方便童蒙而设。本子书内容简要，歌诀甚多，浅近易诵，但新见解不多。

3.《病机药性歌赋》

该子书全为歌诀体裁，主要内容为"病机歌""药性赋"。"病机歌"中将中风、伤风、痛风、伤寒、伤暑等70多种病证的病机、辨证、治法编为七言歌诀。这些歌诀大多简明扼要，介绍诸证临床诊治的要紧之处。例如："心痛候：心痛须分久与新，暴婴寒气必须温（理中加黄、桂、良姜）。若还痛久多成郁，郁久因而作热蒸（栀子仁汤）。大实痛时难以按（沉香化滞丸），按之痛减是虚论（六君子汤）。但凡蛊痛能多食，脉涩须知死血因（玄胡索、牡丹皮、郁金之属）。真痛在心无药治，讹将胃脘当心疼。"

短短5联诗句，就将"心痛"（胃脘痛）的寒、热、虚、实、郁、死血等不同病因病机及鉴别要点介绍得一清二楚。最后还点明真正的心痛在当时是难以救治的，一般说的心疼就是胃脘痛。

该子书在"病机歌"之后穿插了"五运六气要略歌""六气司天在泉主病歌"，接着就是本子书的另一重要内容"药性赋"。该赋分寒药性治（72药）、平药性赋（41药）、温药性治（45药）、热药性治（24药）4类，共介绍182味药物的主要功用，内容非常简要。例如："人参：益元气以补三焦，肺火颇忌；生津液而止烦渴，热嗽休求。黄芪：补元气而卫表虚，并收虚汗；退火热而实腠理，内托须谋。陈皮：去白消痰理气，留白补胃和中。白术：健脾补胃，君枳实乃消膨妙药；止泻行湿，佐黄芩为安孕良图。"

该子书的病机、药性歌诀看似简单，却非常实用，尤其适合初学医者。由于这些歌诀并非抄袭前人著作，可以理解为此乃徐氏根据本人经验所编，有较为重要的参考价值。

4.《诸证要方歌括》

该子书也是歌诀体裁，按病分门，计43门。每门列举要方若干首（从2首到35首不等），共计276方。每方的歌诀长短不一，但以四句七言为多见。也有的方歌只有寥寥两句。其歌诀的长短取决于能否用最少的字，说清楚该方的组成与作用。例如"喘门"中的两首方歌为："苏子降气汤（七味，治气急喘嗽，不安卧）：苏子降气汤，陈皮厚朴制。半夏与前胡，当归甘草继。定喘汤：定喘原来有妙方，麻黄桑杏草芩良。冬花白果同苏子，半夏先宜制用姜。"

　　该子书只列方歌，除偶或附出小字注外，大多不谈辨证，所以要与前面的"病机歌"结合起来学习或诵读，可能效果会更好。

　　5.《二十四方》

　　该子书本卷原又名"医家关键二十四方治法捷径"。其中经常提到的二十四方，实际上是二十四剂。这里的"剂"也不是药剂学里的剂型，而是 24 类各具功效的方剂分类法。《捷径六书》除总序外，唯独在该子书中有专门的序跋，可见它完全具备独立成书的条件。徐春甫在该卷序中，提到他的撰书目的：

　　"方书丛出数千百家，汗牛充栋，观者如望海之茫然。方愈多而治愈舛，何也？即一门一证，群方百种，益浩繁无约，四顾无隅，万径千蹊，莫知所适……而欲活人之司命，济人于疾苦，得乎《汤液本草》大约十剂，简而易知，易而易从，余不自惴而益之，为二十四方。俾初学及乡村僻野，所乏明医，藉此而推求之，或亦少为行远升高之一助云尔。"

　　可见该子书是将方剂由博返约加以归类，而使之便于学习与掌握的一种形式。徐春甫这 24 剂的来源主要有：见于唐代陈藏器《本草拾遗》中的"十剂"①，金代刘完素的"七方十剂"②，徐春甫将之合起来，再加简略，而成本子书的 24 剂。

---

　　① 十剂：李时诊《本草纲目·序例》称："徐之才曰：药有宣、通、补、泄、轻、重、涩、滑、燥、湿十种，是药之大体。"后世据此有"之才十剂"之说。但据宋代《证类本草·序例》引陈藏器《本草拾遗·序例》云："诸药有宣、通、补、泄、轻、重、涩、滑、燥、湿，此十种者，是药之大体。"说明"之才十剂"乃时诊引书之误。

　　② 七方十剂：刘完素《素问病机气宜保命集·本草论》："是以制方之体，欲成七方十剂之用者，必本于气味生成而成方焉。"

这 24 剂又与一年有 24 个节气对应起来。名目如下：宣、通、补、泻、轻、重、滑、涩、燥、湿、调、和、解、利、寒、温、水、火、平、夺、安、缓、淡、清。其中前十项即古老的十剂（宣、通、补、泻、轻、重、滑、涩、燥、湿），后 16 剂是作者综合各家之分类以后做出的新归纳。

在上述 24 剂的分类下，除宣剂之外，其他每剂仅列举一方，共计 26 方。每方分别详细列举适应证、方剂组成，以及颇为详细的加减法。也就是说，该书的 24 剂下的 26 方，大致可以看成是 26 首主方。通过对这些主要方剂的加减，可以达到治疗不同疾病的目的。运用主方加减，以适应基本病因相同、兼症不同的各种病证，是明代及其以后常见的现象。徐春甫的 24 方，实际就是不同主治大法的 24 剂主方。

本卷最后一部分是"二十四剂药方歌括"，即将前面 24 剂型主方编为歌诀，以便记诵。从徐氏对 24 剂主方先详后约的表述方式，可以窥知徐氏对掌握临床主方的重视。该子书之后有其弟子汪腾蛟跋，汪氏在跋中说："医方之浩繁，而用之者苦无要……如涉海无津。于是徐老师出所集二十四方以示小子，受而细阅之。"可见这是徐氏授徒的教本。汪氏认为这 24 方"何其简易，详而且明，诚为医家之纲领也，视昔之约方而未尽法者不侔矣"。在汪氏看来，这样将"方"与"法"紧密结合起来的做法可以作为医家临床用药的纲领。

6.《评秘济世三十六方》

该子书是《捷径六书》最后一种，也是最重要的一种子书。该子书前有徐春甫的一则总评，其中提到他"业医五十余年，积久频验"。他反对保密医方，因此只要他遇到秘方，总是用高价买来，再将此秘方刻印，公诸于世。这在以个体为行医单元的古代是非常难能可贵的。在那时候，秘方往往是取效、致富的捷径。徐氏讲述了两个靠秘方发财的例子：

"京师吴柳泉者，制黄连紫金膏一药，点热眼极有效。海内寓京师者，无不求赎，日获数金，辄成富室。盖方药贵精不贵多，从可知矣。

余先族人名第者，病泻痢久之，诸药罔效。人传与香连丸加肉蔻，数服病愈如割。后自制以售人，凡病脾胃湿热腹痛泻痢者，一二剂即愈，自此著名。今子孙世藉此方，以供衣食。"

为了求得秘方，徐氏"每厚赂求之，用梓以公天下"。他认为"医不必禁秘，但能体仁。精制一方，名出便可……而亦不必以多方为贵"。

对于药方，徐氏的观点是求精不求多，如果能"精制一方"，就可以"救贫于世世，胜如积金以遗子孙"。对方剂组成，徐氏认为以简为贵，"药味简而取效愈速，药品多则气味不纯，鲜有效验"。正因为徐氏有这样的思想，所以他将平生所得最有效果的 36 方集中贡献于世。

《评秘济世三十六方》收方 36 首，另有补遗经验方 4 首，合计 40 方。大致可分为如下几类：

徐氏自家效方（眉批作"保元堂方"，10 首）：大健脾养胃丸、香砂枳术丸、香连丸、斑龙百补丸、八珍益母丸、固本肾气丸、琥珀安神丸、宁嗽琼玉散、加味左金丸、四神消积丸。

诸家名方（20 首）：即保和丸、驻车丸、参苓散、牛黄清心丸、清气化痰丸（和剂局方）、天王补心丹（道藏经方）、明目益肾还睛丸（启微方）、启阳固精丸、木香槟榔丸（圣惠方）、壮阳固齿散（兵部集方）、奇效肥儿方（幼幼方）、脾泻丸（东垣方）、四神治痢丸（经验良方）、秘验止久泻痢丸（本事方）、上清丸（永类方）、沉香滚痰丸（王隐君方）、沉香至珍丸、十全抱龙丸（百一方）、竹沥导痰丸（丹溪方）、神应万灵膏（奇效方）。

秘传方（5首）：秘验血崩丸、秘验带下丸、仙灵酒、定痛太乙膏、内传瘰疬丸。

经验方（3首）：明目紫金膏、仙方点白还玄丹、内消瘰疬丸。

来源不明方（2首）：金花明目丸、应效酒。

以上诸方之下，详细介绍方剂组成、制备及服用法，并加以评论。最后是一药店仿单，上书"新安徐氏：保元堂"某某方，后列主治、服法用量等。与一般药店的药目相比，这部分内容最有特色的是评论。例如保元堂的"大健脾养胃丸"后有"评曰"：

"人之有生，以脾胃为主。脾胃健盛，则恒无病。苟有六气七情，少可侵藉，则亦不药而自愈矣。脾胃虚者，谷气少资，元气寝弱。稍有微劳，则不能胜而病矣。至于六气七情，少有所伤，则病甚而危矣。医不察其虚，顿加攻击之药，鲜有不伤正命而殒生也。余故首集大健脾丸，为医家之主药，人生之根本，不可须臾离也。余寓京师，惟藉此以著名。海内咸知，罔不求赎，缘治未病养生之要药也。"

从此评说，可以知道徐春甫重脾胃的学术见解，也可以知道这是徐氏借以出名的一个看家方。

该卷与众不同的是，36方的每一方之后，都有一广告式的牌记。如"香连丸"方后书："新安徐氏保元堂制香连丸：和脾胃，除湿热，止泻痢，解宿醒，吐酸嘈杂腹痛，并治男子淋浊，女人带下。空心白水吞八十丸。"说明徐氏的"保元堂"，未必仅是一文人的堂号，而且是一家药店的名称。从这一角度来看，保元堂可能就是徐氏自己的药铺，出售自制的成药。而本子书所载的36方，也可以看成是药家的药目，实际上是徐春甫起家、看家的良方。徐春甫是一名临床经验丰富的太医院医官，他所集录并制备的这40首方剂，是遴选出来的效方，值得后人重视。

该子书每一方的体例大致是：方名、出处、方组、制法与剂型、服用法与剂量、徐春甫的评语。评语中讲述该方的适应证、组方意义解说、加减用法及注意事项等。今仍以香连丸为例，以明各方体例："香连丸【保元堂方】：川黄连（净一斤，切豆大，吴萸用汤泡，良久去汤，以湿萸同连闷过，方炒连，赤色去吴萸），广木香（四两），白芍药（四两，醋炒），平胃散（四两）。上为末，醋糊丸梧桐子大，空心米汤下百余丸。评曰：黄连去湿热，有厚肠胃之功。脾胃受饮食为水谷之海，每每湿热所伤，致有腹痛泻痢胀闷之证作矣。惟黄连、木香之苦辛，佐以芍药、平胃散调中和气，则腹痛泻痢自愈。其不嫌加味以宜方，有加肉蔻者，只宜久痢之人收涩之效矣。"

徐氏保元堂的香连丸，自然不同于《和剂局方》的香连丸。徐氏的先辈族人徐第，曾病泻痢日久，诸药罔效。后来有人让他吃香连丸加肉豆蔻，数服病愈。从此以后徐第就自制此药出售，对治疗脾胃湿热腹痛泻痢者非常有效。后来徐第的子孙就靠这个方子"以供衣食"。徐春甫受此启发，以《局方》香连丸为基础，再加白芍、平胃散，成为新组成的保元堂香连丸。

但必须指出的是，世易时移，该子书的40个方剂，也并非个个都值得信赖。例如该子书的"仙方点白还玄丹"，据说是"湖广李当该在京以此为秘，每传一人索谢仪数十金。此其原师方士至京传予，仅酹以五金，制之果效"。但从整个方剂的药物及使用方法来看，虽然可能有染黑发的作用，但其用法、日期及"永不白"之类的江湖语气，难以尽信。

总之，此书为徐春甫晚年所著，集中体现其一生行医的实际临床经验。从徐春甫中年所集的大部头医学丛书《医统正脉全书》到《捷径六书》，反映了他晚年由博返约、由人及己的学术取向。因此，可以说《捷径六书》最能简明精要地反映徐春甫的学术思想与临床经验。为使更多读者能够得睹此书，笔者以日本大阪府立图书馆"指南本"为底本，综合各版的优势，将全书点校出版，希望对读者有所裨益。

张志斌

2014 年 10 月于北京

校注说明

　　一、本书的底本情况（含作者、成书年代、卷次、版本、收藏地点等），以及校勘诸书所依据的资料名称，见书后"校后记"。

　　二、本书采用横排、简体，现代标点。由于版式的变更，原书竖排时为显示文字位置而用的"右""左"字样，均统一改为"上""下"，不另出注。

　　三、原底本中的双行小字，今统一改为单行，字号较正文小一号。

　　四、本书目录原分散在各卷正文之前，现将各卷目录汇集到书前，形成总目录。凡目录与正文有出入时，一般依据正文实际内容，调整目录，并加注说明。如目录正确而正文有误，可据目录订正正文，并出注说明。本书卷之四略有特殊，目录中每门标题后跟有本门所载方剂数量，而正文则每门标题前有"第×"之序号，现保持原样，不作改动。

　　五、本书对原书内容不删节、不改编，尽力保持原书面貌。但原书一些与内容无关的文字（如"××书卷第×终"之类），或在校后记中可以反映的内容（如附在目录、书尾等处的"××年××堂刊刻"之类），则径删，不出注。但原书初版所附的徐氏家店药单，因能反映当时徐春甫家族的用药情况，予以保留。

　　六、本书校勘时，凡底本不误而校本有误者，不出注。底本引文虽有化裁，但文理通顺，意义无实质性改变者，不改不注。唯引文改变原意时，方据情酌改，或仍存其旧，均加校记。

七、凡底本的异体字、俗写字，或笔画有差错残缺，或明显笔误，均径改作正体字，一般不出注。但在某些人名、书名、方药名中，间有采用异体字者，则需酌情核定。或存或改，均在该字首次出现时予以注明。字形（或字音）相似，意义各别，然在句中又皆可通，如经考订选其中之一，则加校注说明。

八、原书的古今字、通假字，一般不加改动，以存原貌。避讳字如不影响意义理解，一般不改。但在一书之中，同样意义的文句中，用字不一（如"藏""脏"之类），原则上按今通行字统一改正。

九、凡属难字、冷僻字、异读字，以及某些典故、术语，酌情加以注释。

十、本书遇医书，药名、穴位名等书写不规范，属于误名（如药物"防风"误写为"防丰"、"黄耆"误写为"黄蓍"之类）及异写者（如"黄耆"与"黄芪"、"旋覆花"与"旋复花"之类）径改为正名，或按今通行正名统一。

十一、凡底本中的序、跋、题记等全部保留，顺序为序文在前，目录随后。

十二、由于原书之文字图若按现代版式重排，可能导致左右错误，故均用原图并保留繁体图注，不另排。

序

　　夫医，仁术也，生死托焉。精则活人，弗精则毙人，故贵专贵讲。贵专，然后心手相应，百发百利，术斯精而仁斯溥。晚近学者不务讲修，专以奇方搏名寓内，稍侥尺寸之利，遂自满足，嗟嗟！先圣仁术果若是乎？不佞业医五十余年，未敢欺罔。恒思学之不工，误人性命之托。且于先时裒集《医统》百卷，梓行海内，稍为全书。又集《捷径六书》，便于初学。是亦博而约之之意。评定二十四方、三十六方，乃日用秘验，应手取效，济急扶倾，夺奇奏捷之家兵也。计以遗厥子孙，无心就梓，不佞老矣，以此起家矣。复思先圣贤制方发秘，期以寿国寿民。不佞何人也，敢以此自秘而逆先圣贤？庸是付之梓人，公诸天下，俾医业者，体慈仁心，济度无量，则人己兼成，物我两利。不佞一念恻隐，藉此以不朽云。

　　　　　　　　　　新都七十四叟朱紫里人东皋书

目　录^①

---

① 目录：原书无总目录，只有各分卷目录，现将各卷目录集中到书前。

② 卷之一阴集《内经》正脉：原作"卷之一内经正脉"，据正文改。后同不注。

③ 诊：原作"九"，据正文改。

---

① 气：原脱，据正文补。

② 重：原作"阳"，据正文改。

③ 部位：原脱，据正文补。

① 候：原脱，据正文补。

② 死脉总类：此后原有"医学捷径六书内经正脉目录毕"13字，据体例删。

③ 雷公四要纲领发微：此卷目录原在卷之二正文前，现移入总目录。

① 古人：原脱，据正文补。
② 禁服：原作"服药"，据正文改。

---

① 病机药性歌赋：此卷目录原在卷之三正文前，现移入总目录。

② 风：原脱，据正文补。

① 哕：原脱，据正文补。
② 证歌：原脱，据文义补。
③ 积聚癥瘕证歌：原作"积聚证歌"与"癥瘕证歌"两条，据正文改。
④ 哮证歌：原在"咳逆证歌"前，据正文后移。
⑤ 痢疾证歌：原作"滞下证歌今名痢疾"，据正文改。
⑥ 吐血证歌：此前原有"血病证歌"，据正文删。

① 发：原脱，据正文补。
② 自汗盗汗证歌：原作"自汗证歌"与"盗汗证歌"两条，据正文改。

---

① 梦遗证歌：原在"小便闭癃证歌"前，据正文后移。

② 秘：原作"闭"，据正文改。

③ 带下证歌、胎产候歌：原误置"药性赋"后，据正文前移。

④ 歌：此前原有"证"字，据正文删。

⑤ 六气司天在泉主病歌：原脱，据正文补。

⑥ 诸证要方歌括：此卷目录原在卷之四正文前，现移入总目录。此下各门目录所出方剂数目如与正文有出入，则以正文为准，重新标注，不另出注。

⑦ 中：原脱，据正文补。

⑧ 救暴厥卒倒方法歌：原作"救卒厥歌"，据正文改。

① 大：原脱，据正文补。

② 搜风顺气丸：此前原有"三化汤"、"防风通圣散"两方名，据正文删。

③ 伤：原脱，据正文补。

④ 金沸草散：原在"解利两感神方大羌活汤"后，据正文前移。

⑤ 神方：原脱，据正文补。

---

① 散：原作"汤"，据正文改。

② 除湿汤：原在"当归拈痛散"后，据正文前移。

① 麻仁：原脱，据正文补。

② 舟车丸：原在"濬川散"前，据正文后移。

③ 琼玉散：原脱，据正文补。

---

① 芦吸散：原脱，据正文补。
② 定喘汤：原在"葶苈大枣泻肺汤"前，据正文后移。
③ 汤：原脱，据正文补。
④ 半夏生姜：原作"生姜半夏"，据正文改。
⑤ 汤：原作"散"，据正文改。
⑥ 仁斋保和丸：原脱，据正文补。
⑦ 葛花解醒汤：原脱，据正文补。

---

① 黄连香薷饮：原脱，据正文补。

② 六味：原作“肾气”，据正文改。

③ 七珍至宝丹：此前原有“斑龙二三百补丸”，据正文删。

④ 疾：原脱，据正文补。

⑤ 清脾：原作“青皮”，据正文改。

---

① 斩鬼丹：原脱，据正文补。

---

① 保和丸：原在"失笑丸"后，据正文前移。

---

① 甘草：原脱，据正文补。

② 髃：原作"膊"，据正文改。

③ 人参：原脱，据正文补。

---

　　① 麦门冬饮：原作"麦门冬饮子"，据正文改。原在"黄芪门冬人参白虎汤"前，据正文后移。

　　② 喉口：原脱，据正文补。

　　③ 清胃饮、玄参甘桔汤：原脱，据正文补。

　　④ 五痹汤：原在"三痹汤"后，据正文前移。

　　⑤ 闭：原作"秘"，据正文改。

　　⑥ 麦门冬饮：原作"麦门冬饮子"，据正文改。

① 小蓟汤：原在"十灰散"前，据正文后移。

② 八：原作"九"，据正文改。

③ 肺痈：原脱，据正文补。

④ 安胎饮：原在"千金保孕丹"后，据正文前移。

---

① 二十四方：此卷目录原在卷之五正文前，现移入总目录。

② 医家关键二十四方治法捷径：此篇各剂下原目录无方名，据正文补出。

---

① 二十四剂药方歌括：此篇各剂下原目录无方名，据正文补出。

---

① 评秘济世三十六方：此卷目录原在卷之六正文前，现移入总目录。

② 益肾：原脱，据正文补。

---

①　内消瘰疬丸：此方及后二方前原各有"秘传"、"经验"、"秘传"字样，据正文删。

卷之一 阴集

《内经》正脉

明·东臬　徐春甫　著
后学　男　良名　正
太学生　孙　本诚　校
金陵门人　顾胤祥　校

脉诀要辨①

脉自《内经》已下，历周、秦、汉，鲜有得其旨绪者。至晋王叔和氏以脉鸣时，撰有《脉经》，可谓详切。惜其谬以大小肠候之两寸，致有后人乘讹集为《脉诀》，遂致《脉经》几隐晦也。至宋庞安常氏始得经意，而有人迎气口之辨。嗣后论脉，未能或之先也。脉为医之关键，医不察脉，则无以别证。证不别，则无以措治。脉其可以弗辨乎哉？夫脉之部候尺寸必本

———————

① 要辨：原作"辨妄"，据目录改。

乎《内经》,《内经》为轩岐贲典之书, 贯彻天人, 该博义理, 不可以毫发差也。夫何六朝高阳生, 窃叔和之名, 撰为《脉诀》。以左心小肠、右肺大肠同部位, 致使后学乐从, 讹承惑固而罔知觉。蔡西山、戴同父氏, 力为之辨, 而辨之未尽辨也。右尺命门三焦并无经脏可候之理, 由辨而知其非者, 仅千百之一二。大小肠候之两寸, 就以王氏《脉经》, 诚为妄谬, 又况《脉诀》之妄以诬人乎? 分以七表、八里、九道之名, 夫何为也? 以表言之, 则实脉非表也; 以里言之, 则迟脉非里也; 而道更不知为何道也。此其所以为妄者一也。又以脉状图之以示人, 而弦脉固可图也, 而数脉、迟脉、促脉、结脉皆以至数为状, 而可以图之乎? 此其为妄者二也。夫以言而传之者, 亦下学之事耳。上达者, 以神领, 以心悟, 而后得其妙焉。彼以左寸心与小肠同候, 不知其祖述何圣, 抑不知其祖述何经, 既不祖述, 必据以理之可准、义之可通, 而固可宗。以理言之, 则大小肠皆居下部之地, 今乃越中部候之寸上, 谓理之可准乎? 抑义之可通乎? 又谓左寸浮以候小肠之脉, 设只单浮, 则心脉无矣。经曰: 心脉绝死不治。心脉可以一日无乎? 予逆推其小肠配于左寸之误也, 彼盖因夫手少阴心经与手太阳小肠经为表里, 误移于寸口, 合而诊之; 其大肠配于右寸之误也, 因夫手太阴肺经与手阳明大肠经为表里, 误移于寸口, 合而候之。殊不知经络相为表里, 诊候自有异同,

《内经》以心配膻中、肺配胸中，以肝配膈，以脾配胃，两尺外以候肾、内候腹中。大肠、小肠、膀胱三腑尽属腹中下部之位，故三部寸关尺之配诊，则各因其脏腑之位焉，何常泥于经络而候之也。况且命门并无经脏，三焦亦非一腑，而何可以候之？右尺耶，原夫大小肠，居小腹之下部，今而逆候寸口之上部，恶乎？宜乎？经络表里，部位诊候，各有所属，岂容强合以乱经位？此其为妄者三也。吾之浮以候表，主于外，心部之表候者，目眦汗膝之所属也；沉以候里，主于内，心部之里候者，精神气血之所属也。又谓女人与男子脉相反悖，致后人有以左尺候心、右尺候肺者。殊不知男女之异者不过气血之少异、尺寸之强弱耳，五脏六腑定位，固亦可以异乎？此其为妄者四也。予其容已弗辨乎哉？今述《内经》脉候统属诊法，质疑刊误以正其非。君子观之，当自觉矣。

《内经》气口诊候

《经脉别论篇》曰：食入于胃，散精于肝，淫气于筋。食入于胃，浊气归心，淫精于脉。脉气流经，经气归于肺，肺朝百脉，输精于皮毛。毛脉合精，行气于腑，腑精神明，留于四脏，气归于权衡，权衡以平，气口成寸，以决死生此气口通，谓两手而言之，非独指一右手也。饮入于胃，游溢精气，上归于脾，脾气散

精，上归于肺，通调水道，下输膀胱，水精四布，五
经并行，合于四时五脏阴阳，揆度以为常也。

五脏六腑气口成寸图

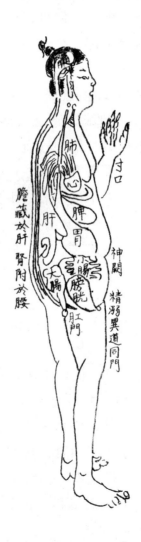

《内经》三部九候脉法

《三部九候论篇》：帝曰：愿闻天地之至数，合于人形，血气通决，死生为之奈何？岐伯曰：天地之至数，始于一，终于九焉。一者天，二者地，三者人，因而三，三三者九，以应九野。故人有三部，部有三候，以决死生，以处百病，以调虚实而除邪疾。帝曰：何谓三部？岐伯曰：有上部，有中部，有下部。各有三候。三候者，有天，有地，有人也。必指而导之，乃以为真。上部天，两额之动脉王注：在额两旁，动应于手；上部地，两颊之动脉在鼻孔下两旁，近于巨髎之分，动应于手；上部人，耳前之动脉在耳前陷中者，动应于手。中部天，手太阴也在掌后寸口中，是谓经渠，动应于手；中部地，手阳明也在手大指次指岐骨间，合谷之分，动应于手；中部人，手少阴也在掌后兑骨之端，神门之分，动应于手。下部天，足厥阴也在足大指本节后二寸陷中，大冲之分；下部地，足少阴也在足内踝后跟骨上陷中，大溪之分，动应于手；下部人，足太阴也在鱼腹越筋门直五里，箕门之分，沉取，动应于手。候胃气者当取足跗之上，冲阳之分，动应于手。故下部之天以候肝，地以候肾，人以候脾胃之气。中部天以候肺，地以候胸中之气，人以候心。上部天以候头角之气，地以候口齿之气，人以候耳目之气。

九候之相应也，上下若一，不得相失。一候后则病，二候后则病甚，三候则病危。所谓后者，应不俱也。

《脉要精微篇》曰：尺内两旁，则季肋也季肋在肋骨之下，带脉上一寸八分，是其候也。尺外以候肾，尺里以候腹中两尺脉也，两尺外候肾部，内候腹里，大小肠、膀胱腑俱在中也。附上两关部也，左外以候肝，内以候膈《经》曰：膈为中，集血之原也；右外以候胃，内以候脾。上附上两寸部也，右外以候肺，内以候胸中《经》曰：胸为上焦气之原也；左外以候心，内以候膻中《经》曰：膻中者，臣使之官，喜乐出焉。是为气海。前以候前，后以候后。上竟上者，胸喉中事也；下竟下者，少腹腰股膝胻足中事也此结上文而总言之也。

此《内经》寸关尺三部候法。至《难经》脉诀易之，以大小肠配于心肺，而此竟鲜有能究之者。然则三部孰有准于是哉？今世言脉之三部则是而其内外之候法。若非心谷汪先生《质疑》之著，其孰从而知之？《质疑》曰：内外每部有前后半部之分也。脉之上至，应前半部为外，属阳；脉之下至，应后半部为内，属阴。上至者自后而进于前，阳生于阴也；下至者自前而退于后，阴生于阳也。概而言之，脏腑近背之阳位者以前半部候之，近腹之阴位者以后半部候之。细而分之，如两尺内外，前后两旁之交，犹夫季肋之位，界腰腹以分内外者也。两尺前之半部以候肾，附腰脊之阳位者；两尺后之半部以候腹，少之阴位者。自尺而附上为关：在左，则前以候肝之居于左肋近背之阳位，后以候膈之当胃口之阴位者；在右，则前以候胃之近脊之阳位，后以候脾之居于右肋近腹之阴位者。又上自关而附上为寸：在右，则肺居上右之阳位，胸中居膻中穴上之阴位也。故于兹前后分而候之。至若"前以候前，后以候后"云者，则申上意而概言之也。以自关中溢寸，候胸至头之事，以自关中尽尺，候脐至足之事，则承上意而广言之也。此其为尺寸前后内外之候也。夫心、肝、脾、肺俱各一候，惟肾一脏而当两尺之候，何哉？此阳一阴二之理也。夫心、肝、脾、肺居于膈上阳位，其数奇，故各一形一候。惟肾居于膈下阴位，其数偶，故形如豇豆，两枚对附腰脊之右左，而分候两尺，此水润下之理也。《脉经》及刊误并以两尺候肾者得此意也。《难经》《脉诀》乃以左尺候肾属水，右尺候手厥阴，配之命门少阳三焦相火，失之矣。夫命门者，铜人以背脊十四椎下一穴谓之命门。据此内无正脏，外无正经，何以例部？且手厥阴经之脏，命名不一。有以心包络言者，有以七节之旁中有小心言者，有以代心主病言者，有以两肾静水动火言者，皆无稽之言也。考之《金匮真言篇》曰：肝、心、脾、肺、肾五脏为阴，胆、胃、大肠、小肠、膀胱、三焦六腑为阳，此以十二脏而配十二经，则手厥阴一经无脏之可配矣。考之《灵兰秘典篇》岐伯对黄帝十二脏之问，曰：心者，君主之官，神明出焉。肺者，相傅之官，治节出焉。肝者，将军之官，谋虑出焉。胆者，中正之官，决断出焉。膻中者，臣使之官，喜乐出焉。脾胃者，仓廪之官，五味出焉。大肠者，传导之官，变化出焉。小肠者，受盛之官，化物出焉。肾者，作强之官，伎巧出焉。三焦者，决渎之官，水道出焉。膀胱者，州都之官，津液藏焉，气化则能出矣。观此膻中足十二脏之数，以备十二官之用。然则配手厥阴之经者不在膻中欤。诚以膻中乃心前空虚之处，与心同志为喜，喜笑者，火之司也。则知司火以为心火之相应者也，常藏氤氲之气。《灵枢》谓之"宗气"，又谓之"气海"。其气之余，淫于胸之上焦，由肺布于一身，以为生生不息之运用。《经》谓"少火生气"是也。苟一失常，则外暑内热而燔灼脏腑，谓之"相火"、"龙火"，

《经》谓"壮火食气"是也。是知膻中者，手厥阴心主相火之脏也。故本文以配心脏君火分外内而同候左寸，此火炎上之理也。原手厥阴之经起于胸中，络之三焦，由腋上行臂手之内，终于手之中指。然经与脏俱值身之上部，当候于寸而以右尺候之可乎？又三焦者，手少阴之腑，上下通焉者也。《灵枢》云：上焦如雾，中焦如沤，下焦如渎。此以胸为上焦气之原也，膈为中焦血之原也，腹为下焦水之原也，位分不同而主治亦异。此本文所以有胸、膈、腹中之异候。原手少阳之经起手无名指端，行肘臂外，循肩上头，一支下络膻中，属于胸、膈、腹之三焦，则非下焦之可得而专者。而专以右尺候之可乎？且腑不及胆者何也？则于肝寄之矣。腑不及小肠、大肠、膀胱者何也？于腹中统之矣。抑是三腑者，皆居腹之下，宜以两尺后半部而分左右候之。小肠从心例左，大肠从肺例右，膀胱与小肠相通而同其候则是也。《难经》等书舍其脏腑高低，拘之外经表里，以左寸候心、小肠，右寸候肺、大肠，则非也。考之《枢要》等书，亦多以左尺主小肠、膀胱、前阴之病，右尺主大肠、后阴之病。今以经候前后、外内之法言之，常诊一部之中，上下之至，软滑应时合位者，谓之中和之脉，为平；前后上下之至，有太过不及、失时反位者，谓反常之脉，为病。然必察上至、下至、脉状同异而分统属之候。盖因属之五行，气同则合上升，惟水润下，气异俱有升降以分阴阳。故上下之至同者，以统断之。寸关病在前候，两尺病在后候。上下之至异者，以属断之。上至病在前候，下至病在后候。上下互见，和乖和上，平而乖病也。上下相同，同中之有异者，主异君之候而为病也。上下相同，强弱之有尤者，主尤者之候为病也。涩、滑、长、短、洪、细、芤、迟八脉，有之大法，统属兼审，浮沉①虚实阴阳溢覆。浮以候表，通主皮毛、经脉、头项、腰脊、肢节、筋肉之属也；沉以候里，通主脏腑、骨髓、咽喉、二便之属也。虚者不及，以为痒、麻、痿、泄之证也；实者太过，以为胀、壅、疼、秘之证也。上至为阳，以候上升之病也；下至为阴，以候下降之病也。上至出部为溢，下至出部为覆，所候同前。且以涩之，不及一脉。例如：【两尺前之上至】此肾之所候也。诊得浮涩主耳聋。盖肾藏精而寄窍于耳，耳得肾之精气上荣而能聪听。今浮而涩，为肾不足，不能上荣于耳，则耳聋矣。沉涩主腰痛。盖肾附脊而外候于腰，腰得肾之精气内滋而能转摇。今沉而涩，为肾不足，不能内滋于腰，则腰痛矣。【左尺后之下至】此腹中小肠膀胱之所候也。浮涩主足膝冷麻。盖腹中下焦之位也，阳气不足不能外温足膝，故足膝为之冷麻矣。沉涩，男主遗精，女主带下。腹中水精之经也，阳气不足，不能内固前阴，故精带而滑下矣。【右尺后之下至】此腹中大肠之所候也。浮涩与上同断。沉涩主大便难。腹中为大肠之原也，大肠本多气多血之经，今沉而涩，为大肠气血不足，则气滞血燥而大便难矣。【左关前之上至】以候肝。浮涩则主肝血不能上荣而目昏，沉涩则主肝气内郁而胁胀。【左关后之下至】以候膈。浮涩则主中宫之湿，渗入囊中，故睾丸偏大兼急而为痛。沉涩则主中焦之气不能荣精于心肺，故滞于膈为胀，甚为痛也。【右关前之上至】浮涩主恶吐，沉涩主少食，此候胃阳以司纳受者也。【右关后之下至】浮涩主四肢恶寒，沉涩主饮食难化，此候脾阴以司运化者也。【右寸前之上至】所以候肺。浮涩主头痛。肺为气之脏也，其气宜充而不宜减。今浮兼涩，为肺之气不足，不能上充于头，故头无所滋禀而为虚痛耳。沉涩主痰滞。

---

① 沉：原脱，据文义补。

肺为气之脏也，其气宜利而不宜滞。今沉兼涩，为肺之气不利，着而为痰，或由痰遏肺窍而为咳嗽耳。【右寸后之下至】所以候胸中。浮涩主①两膺刺痛。两膺俱胸之旁也，今浮②兼涩，为胸中之气③不足，不能外充两膺，故两膺气滞而刺痛耳。沉涩主短气。胸为上焦气之原也，今沉兼涩，为胸中之气不足，不能给肺之输送，故气短而不相续耳夫。【心候诸左寸前之上至】浮涩主头眩，以心血不能外荣于头，故火因之扇动而头眩耳。沉涩主虚汗，以心血不足，则火因之内蒸而为汗耳。【膻中候诸左寸后之下至】浮涩主两臑恶寒④。臑乃膻中手厥阴经过之分也，外经气不足，则腠理失卫，邪因外袭，故近臑之处恶寒耳。沉涩主惊。膻中，宗气之脏也，膻中之气不足，则大耗心血，神不内守，故惊悸不宁耳。此举涩脉以见例，余可类推矣。

诊候有三

　　上古诊法有三者：其一诊十二经动脉，分天、地、人，三部九候以调虚实；其二以喉旁人迎与手寸口参诊，取四时，若引绳大小齐等曰平，偏盛曰病；其三独取气口，分关尺外内以候脏腑吉凶。今废其二，惟气口之诊行于世，而且失其要妙矣⑤。

---

① 主：原脱，据上下文意补。
② 浮：原误为"沉"，据上下文意改。
③ 胸中之气：原作"胸之气气"，据上下文意改。
④ 寒：原脱，据上下文意补。
⑤ 要妙矣：捷要本作"而且失其真噫，可胜惜哉"。

《内经》三部诊候图

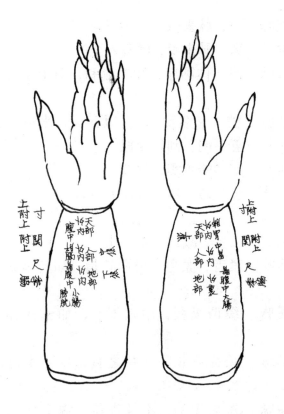

脉状奇偶统属诊法

求脉之状，奇偶而已。奇者，单求；偶者，对举。单求，无配代劳之类；对举，反证浮表沉里。

浮脉 浮，体泛泛皮毛之位，轻按便得，漂木之义。

沉脉 沉，轻按无，重乃应指，深按有力，犹石沉水。

迟脉 迟，脉来徐，呼吸三至。

数脉 数，脉来亟，呼吸六至。

滑脉 滑，体圆净，往来流利，荷上水珠，圆神不倚。

涩脉 澁，又名濇①，迟短蹇滞，来急去散，至至带止，三五不调，刮竹相似。

实脉 实，能克实，举按有力。

虚脉 虚，乃空虚，举按无力。

洪脉 洪者，倍常大而满指。

细脉 细者，减常一线之比。

紧脉 紧者，紧急，坚而转指，如转索状，则弦有力。

缓脉 缓谓纵缓，中软不急，如丝在经，则弦无力。

长脉 长为修长，如弦之直，越于本部，两头出指。

短脉 短为短缩，不及本位，喻之如龟，缩头藏尾。

促脉 促为催促，数中暂止。

结脉 结为交结，迟中暂止。

---

① 澁，又名濇："澁"、"濇"二字的简化字均为"涩"，故保留原繁体形式。

代脉 代为更代，动而中止，不能自还，良久复至止数有常，非暂之比。

牢脉 牢本坚牢，沉弦大实，不上不下，牢守其位。

革脉 革为皮革，浮弦大虚，如按鼓皮，内虚外急。

弦脉 弦如琴弦，初中末直，其来挺然，而不转指。

动脉 动乃摇动，短滑数备，上下不分，连动中位。

散脉 散者不敛，浮而满指，按则分散而不团聚，亦类解索，散无统纪有或二条三条而至者。

伏脉 伏为埋伏，骨外筋里，三按俱无三按者，言浮中沉也，推筋而取。

芤脉 芤乃草名，浮大无力，因按而知，中空旁实。

濡脉 濡者不坚，浮大无力，按随指下，减去头尾。

微脉 微为微眇，较细不及，似有似无，蛛丝相类。

弱脉 弱软沉细，比虚不及，全无起伏，扶持不起。

诸脉主病歌

浮风虚暑滑多痰，实壅弦劳迟主寒。
洪数热多芤失血，涩为血少缓肤顽。
紧疼沉重濡多汗，促结伏皆痰郁看。
短是气虚长是积，动惊牢弱骨疼酸。
革崩半产细伤湿，散为气耗代将亡。

庞安常脉论

察脉之要，莫急于人迎寸口，是二脉相应如两引绳，阴阳均则绳之大小等。凡平人之脉，人迎大于春夏，寸口大于秋冬。何谓人迎？喉旁取之，《内经》所谓别于阳者也。越人不尽取诸穴之脉，但取手太阴之行，度鱼际后一寸九分，以配阴阳之数，而得关格之脉。然不先求喉手引绳之义，则昧尺寸阴阳关格之所起。寸口倍于尺则上鱼际①而为溢，故言溢者寸倍尺，极矣。溢之脉，一名外关，一名内格，一名阴乘之脉。曰外关者，自关以上外脉也，阴拒阳而出，故曰外格。阴主于寸动于尺，今自关已上溢于鱼际，而关以后脉伏行，是为阴壮乘阳而阳竭。阳竭则死，脉有是者死矣。此所谓寸口四倍于人迎，为关阴之脉者

---

① 际：原脱，据上下文意补。

也。关已后脉，当一寸而沉。过者谓人中倍寸口，至三倍则入寸而为覆，故言寸者。尺倍寸，极矣。得之脉，一名内关，一名外格，一名乘阳之脉。内关者，关已下内脉也；外格者，阳拒阴而内入也；阳生于阴，尺动于寸，今自关已下覆入尺泽，而关以下脉伏行则为阳亢乘阴，而阴竭亦死，脉有是者死矣。此所谓人迎四倍于寸口为格阳之脉也。《经》曰：人迎与寸口皆盛，过四倍则为关格。关格之脉，羸不能极天地之精气而死。所谓关格者，覆溢是也。虽然独覆独溢，闻补泻以主之。尺部一盛，泻足少阳，补足厥阴；二盛，泻足太阴，补足少阴；三盛，泻足阳明，补足太阴。皆二泻而一补之。四盛则三极导之以针，当尽取少阳、太阴、阳明之穴。脉弱者取三阳于足，脉数者取于手少阳。二当补于阴，一至寸而反之。脉有九候者，寓浮沉于寸关尺也。且越人不取十二经者穴，直以二经配合于手太阴，行度自尺至寸。九分之位复分三部，部中有浮中沉以配天地人也。又曰：中风木、伤寒金、湿水、热火。温病起于湿，湿则土病，土病而诸脏受害，其本生于金木水火四脏之变也。阳浮阴微为风湿，阳数阴实为温毒，阳濡阴急为湿温，阴阳俱盛为温疟。其治也，风温取足厥阴木，手少阳火；温毒专取少阴火；伤寒取手太阴金，手少阴火；湿温取足少阴水。乡人皆为我能与伤寒语，我察伤寒与四温变，辨其疑似而不可乱也。故定阴阳于喉手配覆溢于寸尺，寓九候于浮沉，分四温于伤寒。此皆扁鹊略

闻其端，而余参以《内经》诸书，可究而得其说，审而用之，顺而治之，病不得逃焉。张治①史方

持脉总论

帝曰：诊法何如？诊法常以平旦，阴气未动，阳气未散，饮食未进，经脉未盛，络脉调匀，气血未乱，故乃可诊有过之脉。切脉动静而视精明，察五色，观五脏有余不足，六腑强弱，形之盛衰，以此三五，定死生之分。是故诊脉有道，虚静为保。遇仓卒病患不在此论。但自澄神，静虚调息，凝视精明，察五色，听声音，问所由方，始按寸尺别浮沉。复视患人身形长短肥瘦，老少男女性情例各不同。故曰形气相得者生，三五不调者病。又如室女尼姑当濡而弱，婴儿孺子之脉疾，三四岁者呼吸之间，脉当七至，而鄙夫常人时不同耳。大抵男子先诊左手，女人先诊右手。男子左脉大则顺，女人右脉大则顺。大凡诊脉，先以中指揣按掌后高骨上为关，得其关位，然后齐下名、食二指。若臂长人疏排其指，若臂短人密排其指。三指停稳，先诊上指曰寸口。浮按消息之，中按消息之，重按消息之；上竟消息之，下竟消息之；推而外之消息之，推而内之消息之。然后先关后尺，消息一一类此。若诊得三部之中浮、沉、滑、涩、迟、疾，不调

---

① 治：捷要本作"佑"。

何病所主，外观形色，内察脉候，参详处治，以忠告之。不可轻言谈笑，乱说是非，左右瞻望，举止忽略，此庸下之医也。

脉分三部五脏

脉有三部，曰寸，曰关，曰尺。**寸部法天，关部法人，尺部法地。寸部候上**，自胸膈、心肺、咽喉、头目之有疾也。**关部候中**，自胸膈以下至小腹之有疾也，脾胃、肝胆皆在中也。**尺部候下**，自少腹、腰肾、膝胻、足也，大肠、小肠、膀胱皆在下也。皆《内经》所谓"上以候上，下以候下"，而理势之所不容间也。其候岂不易验哉？

脉有七诊九候

七诊者，诊宜平旦一也，阴气未动二也，阳气未散三也，饮食未进四也，经脉未盛五也，络脉调匀六也，气血未乱七也，故乃可诊有过之脉也。九候者，三部各有浮中沉三候，三三焉九候也。**浮**以候表，头面、皮毛、汗膝之属也。**沉**以候里，脏腑、二便、骨髓之属也。**中**者无过不及，非表非里而无疾之可议中焉。所谓天下之正道者也，反此者病。

脉诊三要 滑氏

诊脉之要有三，曰举、曰按、曰寻。轻手得之曰举；重手取之曰按；不轻不重，委曲求之曰寻。初持脉，轻手候之，脉见皮毛之间者，阳也，腑也，亦心肺之应也。重手按之，脉伏于内下者，阴也，脏也，亦肝肾之应也。不轻不重而取之，其脉应乎血肉之间者，阴阳相适，中和之应脾胃之候也。若浮中沉之不见则委曲而求之，若隐若见则阴阳伏慝之脉也，六部皆然。

脉察六字

上、下、来、去、至、止六字，为脉之神机也。不明六字，则阴阳虚实不别也。上者为阳，来者为阳，至者为阳；下者为阴，去者为阴，止者为阴。上者自尺部上于寸口，阳生于阴也。下者自寸口下于尺部，阴生于阳也。来者自骨肉之分而出于皮毛之际，气之升也。去者自皮肤之际而还于骨肉之分，气之降也。应曰至，息曰止。

脉明表里虚实

表、里、虚、实四字，脉之纲也。表，阳也，腑也。凡六淫之邪袭于经络而未入于胃腑及脏者，皆属于表也。里，阴也，脏也。凡七情之气郁于心肺之间，不能越散；饮食五味之伤留于脏腑之间，不能消泄，皆属于里也。虚者，元气之自虚，精神耗散，气力衰竭也。实者，邪贼之气实，由正气之本虚，邪得乘之，非元气之自实也。故虚者补正气，实者泻邪气。《内经》所谓"邪气盛则实，精气夺则虚"，此大法也。

神门命门人迎辨

《经脉别论篇》曰：食入于胃，浊气归心，淫精于脉。脉气流经，经气归于肺，肺朝百脉，输精于皮毛。毛脉合精，行气于腑。腑精神明，留于四脏，气归于权衡。权衡以平，气口成寸，以决死生。又曰：气口者，亦太阴也，是以五脏六腑之气味皆出于胃，变化于气口。盖以气口包括五脏六腑之总名也。此气口之所为寸口，而人迎、命门、神门之脉又各有其经也。气口成寸之位，乌可以容三脉之紊？而三脉自有本位，岂可以容牵合也哉？《脉要精微篇》有"尺而附上"，"上附上"之分。自是三部寸关尺之议本于此也。《脉经》谓左手关前一分为人迎，误也。愚尝考之《内经》，人迎诊候乃是阳明胃脉，位在结喉两旁动脉是也。《灵枢·五色篇》曰：人迎盛坚者伤于寒，气口盛坚者伤于食。《纲目》释谓：气口脉在两手掌后，手太阴之脉也。人迎脉在结喉两旁，足阳明之脉也。盖谓胃为六腑之源，故与气口配诊，以知疾病之端。庞安常论之详矣，兹不复赘。考之神门脉，《内经》有曰：神门绝，死不治。神门为手少阴心经之动脉穴，在掌后侧寸之分，与大渊相对。《脉经》谓两手尺前为神门，误也。又以右尺为命门，抑常考之。命门在督脉十四椎下陷中，两肾之间，与脐相对，固为真元之根本，性命之所关。肾虽属水，而实有相火寓于其中。太极所谓动者静之基，则是静而生水者，本也。动而挟火者，标也。虞天民谓：命门像门枢阖司开阖之象性。其静而阖，涵养乎一阴之真水；动而开，鼓舞乎龙雷之相火。水为常而火为变也。可谓深得命门相火之旨者矣。王氏牵合以配三焦之过，而遂失其大经。弊延后世，无复觉焉。予自业医，问师心谷汪先生，首以此语。初尚未知深契沉潜，于兹二十余年，方有定见。渊乎至哉，经义昭然，但学者不加察耳。传弊日久，乘讹弗觉。今骤语之而不入也，故著脉诀辩，妄以救之。惟其厘革故习，以沐新盘，端有佽于同志君子。

人迎神门脉图

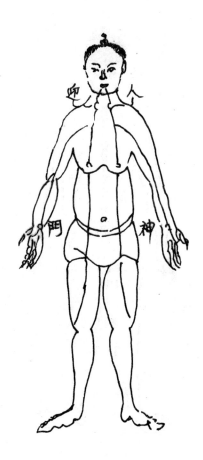

命门脉图

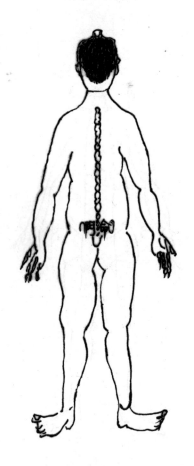

四时脉候

《玉机真脏篇》曰：脉从四时，谓之可治。脉弱以滑，是有胃气，命曰易治，取之以时。

春脉者肝也，东方木也，万物之所以始生也，故其气来，软弱轻虚而滑，端直以长，曰弦，反此者病。其气来实而强，此谓太过，病在外；其来不实而微，此谓不及，病在中。太过则令人善怒^①，忽忽眩冒而颠疾；不及则令人胸痛引背，下则两胠^②满。

春以胃气为本。春胃微弦曰平，弦多胃少曰肝病，但弦无胃曰死，胃而有毛曰秋病，毛甚曰今病。

夏脉者心也，南方火也，万物之所以盛长也，故其气来盛去衰，曰钩，反此者病。其气来盛去亦盛，此谓太过，病在外；其气来不盛去反盛，此谓不及，病在中。太过则令人身热肤痛，为浸淫；不及则令人烦心，上见咳唾，下为气泄。

夏以胃气为本。夏胃微钩曰平，钩多胃少曰心病，但钩无胃曰死，胃而有石曰冬病，石甚曰今病。

秋脉者肺也，西方金也，万物之所以收成也，其气来，轻虚以浮，来急去散，曰毛，反此者病。其气来，毛而中夹坚，两旁虚，此谓太过，病在外；其气来毛而微，此谓不及，病在中。太过则令人逆气而背痛；不及则令人喘，呼吸少气而咳，上气出血，下闻病音。

秋以胃气为本。秋胃微毛曰平，毛多胃少曰肺病，但毛无胃曰死，胃而有弦曰春病，弦甚曰今病。

冬脉者肾也，北方水也，万物之所以合藏也，其

---

① 怒：《素问·玉机真脏论》作"忘"。
② 胠：《素问·玉机真脏论》作"胁胠"。

气来沉而搏，曰石，反此者病。其气来如弹石，此谓太过，病在外；其去如数，此谓不及，病在中。太过则令人解㑊，脊痛而少气不欲言；不及则令人心悬如病饥，眇中清，脊中痛，少腹满，小便变。

冬以胃气为本。冬胃微石曰平，石多胃少曰肾病，但石无胃曰死，石而有钩曰夏病，钩甚曰今病。

脾脉者土也，孤脏以灌四旁者也。平脾脉来如鸡践地，和柔相离。其来如水之流，此谓太过，病在外；如鸟之啄①，此谓不及，病在中。太过则令人四肢不举；不及则令人九窍不通。

长夏以胃气为本。胃惟软弱曰平，弱多胃少曰脾病，但代无胃曰死，软弱有石曰冬病，石甚曰今病。

脉逆四时，为不可治，必察四难而明告之。所谓逆四时者，春得肺脉，夏得肾脉，秋得心脉，冬得脾脉，其至皆悬绝沉涩者，命曰逆四时；未有脏形，于春夏而脉沉涩，秋冬而脉洪大，名曰逆四时也。

凡脉顺四时者，谓春弦、夏洪、秋毛、冬石。中有和气，软滑而长，乃是不病之人也。得病则易为治疗，盖从和气而生也，用法万痊。如气反脉逆，形气相失，名曰不可治。是形盛气虚，形虚气盛，故不可治也。凡人形气俱虚，安谷者过期而死，不安谷者不过期而死。安谷谓饮食且进，期是八节之气候也。鸡峰方

---

① 啄：《素问·玉机真脏论》作"喙"。

二十六脉主病

浮脉主表证，为风、为虚、为暑。浮而散者，心也。浮而短涩者，肺也。浮而数者，热也。浮数之脉应发热，反恶寒者，疮疽也。左寸浮，伤风发热，头痛目眩。左关浮，腹胀。左尺浮，膀胱风热，小便赤涩。右寸浮，伤风，喘咳清涕。右关浮，脾虚中满。右尺浮，风燥，下焦大肠秘结。

沉脉主里证，邪气在脏也。沉细为少气；沉滑为宿食；沉而迟者为痼冷，为寒气痛也。寸沉，胃中停冷饮。关沉，胁痛。尺沉，腰寒足痛。疮疽得沉脉，为邪气深也，难治，溃后稍可治。

迟脉主气血不足之证，为寒为虚。新病得之，则正气虚甚。久病得之，可治。寸迟，为气短。关迟，为脾胃虚寒，不食。尺迟，男子为肾虚便浊，妇子不月，总为脏寒泻泄，小腹痛，腰足重。

数主热，为火，为疮疽，为烦渴，为燥结。浮数为表热，沉数为里热。数而有力为实热，数而无力为燥。数脉见于无病之时，主有疮毒。寸数，头目之火。关数，为脾热口臭，胃火呕逆，目热，肝火所致。尺数，小便黄，大便秘。

滑脉主痰，气痰呕逆之证。妇人太阴脉滑，主有胎孕呕吐。平人脉滑以弱，是有胃气，无病。

涩脉主不足之证，为虚，为伤精，为败血，为耗气。寸涩，为阳虚头痛。关涩，为腹痛，脾气不运行，而饮食不化。尺涩，为脚寒，胕膝沉困，无力以行。女子脉涩，无孕，主血少。有孕，主胎痛。

虚为不足之脉。血气俱弱，为饮食少，为四肢倦，为自汗盗汗。寸虚为惊怖恍惚之证；关虚为脾胃不食；尺虚为肾水不足，精滑之病。

实为有余之脉。实脉主气壅，食积内痛，伏阳在内，燥粪狂言。平人脉大实，主有痢疾来，宜先下之。平人脉实者不病，病人脉实为气盛。《经》曰：邪气盛则实。久病脉实者，凶。疮疽人脉实者，急下之，以邪气在里故也。

洪脉主血实积热之证，为疮疡，为燥热，为火盛，为口干渴，大小便难。平人脉洪大，为病至，宜先清利之。

细脉为不足之证。为元气虚，为濡泻，为脱精，为骨痿、寒湿。痰火病人脉细数者，凶。

长脉主气有余。为内实，为身热有汗。伤寒得长脉，欲汗而自解也。长而缓者，百病皆愈。

短脉主气血不足。为内虚，为气短不足以息，为宿食壅滞，为胃气弱。短则气病，诸病脉短皆难治，为真气不足故也。

紧脉主邪气盛，为诸痛。浮紧身痛，可汗之。沉紧腹痛，可下之。紧亦主癖积，凡紧多是痛与积。

缓脉为胃气之脉，主安和无病。浮缓，为风邪，皮肤不仁。中缓，为胃气平和。凡病见缓脉，为不治自愈。诸病脉缓者，将愈，为胃气回也。

促脉为阳独盛，而阴不能相和也。为火炽，为痰塞，为怫郁，为血气不疏通。不已，为疮疡发癍疹。促，为阳盛故也，退者佳，不退者危。

结脉为阴盛而阳不能入也。为思虑过多，为脾气不足，为宿食积滞，为四肢不快，为气所妨。阴凝则结。

代脉为一脏之气，绝不能动，每至本脏一歇，而余脏代动。此为元气绝，为必死之人也。妊娠亦有代脉者，此必二月余之胎也。痛甚之脉得之者，不可准也。

牢脉沉而有力，动而不移之名。牢为元气将绝者，凶。为气喘息促，为皮肤着肿，为七情六极。牢而疾，为发热。牢而迟，为发寒。迟疾不常，寒热往来。见牢脉者，危。

弦脉为邪盛。弦缓者，平脉也。弦紧者，痛也。弦脉主疟、主积。寸弦，为头痛。关弦，为胁痛、腹痛。尺弦，为疝痛。

革脉为不足。沉伏实，大如鼓皮曰革。革易常度也，为阴阳不交之否，为崩为陷。有妊为坠。为胀满，为下脱，为中风感湿之疹。

芤脉为不足，为失血。寸芤，主吐衄血病。关芤，呕血。尺芤，下血。

微脉为气血不足。久病人脉微，易治。平人脉微，为虚。微脉见者，可补益。寸微，心虚少气恶寒。关微，脾胃虚，食少，四肢乏力。尺微，为泄泻，少精，崩漏。

弱脉为气血不足。犹愈于微脉。弱脉见者，亦宜补。形气盛而脉弱者，危，不尔为殃，二脉皆不足也，为虚之甚。

动脉为神气不安，主惊恐悸怖。为脱血，虚劳。

伏脉为积癖，气不通畅。为宿食痞气。女人为癥瘕。为真气不行，邪气积伏。

濡脉为血气不足之证。为表虚多汗，气怯力乏。濡泻为伤湿。寸濡，惊悸。关濡，少食。尺濡，为泄下，元气虚惫。

统属诊法候病

候病所在，逐部诊视，合位应时，软滑者吉。**合位**：知肺应皮毛，心应血脉，脾应肌肉，肝筋，肾骨之类是也。**应时**：如春弦、夏钩、秋毛、冬石，四季软滑是也。**软滑**，如《经》云：脉弱以滑是有胃气也。病脉反之，大小独异。上下之至异同，候分统属为式。六部脉属五脏，应乎五行之气。气同则合上达，惟水下趋。气异俱有阴阳升降之义如左寸主心，属火。气同则合上炎，气异则分阴阳。右寸主肺，属金。气同则合上光，气异则分明暗。左关主肝，属木。气同则合土达，气异则分春秋。右关主脾，属土。气同则合上升，气异则分寒温。两尺主肾，属水。气同则合下流，气异则分溢覆。故脉前后状同，统候兼主其一。寸关病在前候，两尺病在后取如左寸，前以候心，后候膻

中。右寸，前以候肺，后候胸中。左关，前候肝胆，后以候
膈。右关，前以候胃，后候脾宫。两尺，前以候肾，后候腹中
之类是也。前后之状异者，属候歧之为二。上至病在前
候，下至病在后位，前后互现和乖。乖病和平，前后
同中有异，异者病拟如上下之至俱弦，或弦兼涩，则取兼涩
之候为病。前后强弱相同，尤者之候。病及前阳后阴，
候病阴降阳升。前溢、后覆，出部。升降仿此。洪细
长短，濡芤滑涩，统中未详，属相出入，统属兼审。
浮沉虚实：浮表，经脉、皮毛腠理、四肢百节、头面
背脊；沉里，口舌、咽喉、骨髓、五脏六腑、大便小
水。两旁外内亦分表里。侵外身热，侵内积滞《经》
云：推而内之，外而不内，身有热也。推而外之，内而不外，
有心腹积也，是已。虚为不足，痒、麻、泻、痿。实为
有余，胀、壅、痛、秘。统常属变，法稽经旨，附以
管窥，条陈大意。汪氏诊候

统　候

浮以候表，诸阳之位。浮实为邪，浮虚少气。浮
盛按衰，里虚表实。浮有按无，无根之喻，平人寿夭，
患者不起。心肺浮盛，风寒外郁。左关脉浮，腹胀溲
涩。右关脉浮，胃虚停食。肝肾并浮，则为风水其脉
自沉，外证腹满不喘，曰石水。

沉以候里，诸阴之位。沉实为积，沉虚少气。寸
沉气郁，尺沉本位喘嗽。肺浮转陷，不吉。肝肾并沉，
则为石水寸口脉沉滑者，中有水气，面目肿大，有热，或身

体反肿，而或恶风，一身悉肿，脉浮，不渴。续自汗出而无大热者，皆曰风水。

迟为阴盛，气血凝泣。迟实为疼，迟虚寒滞。消中夏月，沉迟俱忌。寸迟少气，尺血不给。

数为阳盛，气血燔灼。数实为热，数虚为躁。浮数有力，寒伤经络。浮数无力，伤风痰嗽。浮数振寒，或脉时数，身有痛处，皆主痛作。沉数有力，实火内烁。沉数无力，虚劳为恶。杂病初逢，多宜补药。病退数存，未足为乐。数退证危，真元以脱。数按不鼓，虚寒相搏。微数禁灸，洪数为火，乍数乍疏，魂归岱岳。细数而虚，虚劳阴弱。兼沉骨蒸，兼浮喘作。加之嗽汗喉疼俱恶，数候多凶，匀健犹可，惟宜小儿、伤寒、孕、疟。**左寸**数兮，恶吐头疼。数紧头痛，数虚口疮，数止肿毒，数健为狂。短数心痛，洪数心烦。**右寸**数兮，肺金大烁。数紧喉痛，数滑喘嗽。沉滑骨蒸，夏逢难保。**左关**数紧胁痛，数止多因怒过，数长浑身壮热，数弦则是肝火。**右关**数兮，口臭，浮数易饥易饱。**左尺**数而或止，俱主赤尿淋浊。数虚，下部生疮。**右尺**数临粪燥。

滑为血聚，为妊，为痰，宿食水饮，积热食溢。洪滑热痰，咳喘眩晕。一二部逢，女妊可决。但滑而散，三月之胎。短滑酒伤，或为水逆。脉弱以滑，是有胃气。滑杂大小，霍乱吐泻。秋逢浮滑，见扶芬瘵。沉滑反时，逢冬水决。滑数痰多，肌消死例。**左寸**短滑尺涩，女人血崩。**右尺**和滑，为妊间滑，阻月。

涩为血少，败血，恶寒，滞下，遗精，泻利，汗泄。浮涩而短，肺之本体。浮涩恶寒，沉涩腹疼，紧数为瘅。弦涩少血，涩甚痰多，最难扶济。数更细涩，虚劳求决。**寸**涩尺弦，腹痛可决。**寸**脉浮数，尺涩，下利血清；沉弦细涩，腹疼阴证之例。

实为气壅，胀痛，呕吐。脉实而满，四逆头热，春秋为顺，冬夏为逆。**左寸**逢实，心热咽干；**右寸**逢实，气壅痰厥。**左关**腹胀肋疼，**右关**食难化克。**左尺**小便涩难，**右尺**热凝粪结。

虚为虚候，气血耗散，惊悸恍惚。倦痿汗出。虚大阳虚，病属内伤。夏虚伤暑，身热汗泄。轻按见虚，随位而别。**左寸**昏运，**右寸**下血。**左关**眼花，**右关**倦泄。**左尺**阴痿，**右尺**泻作。尺虚寸搏，血崩可决。肝肾并虚，则死不治。虚候宜补，右气左血。浮阳沉阴，尺寸仿例。

洪为热候，随宜而制。浮洪无力，虚火宜益；沉洪有力，实火宜泻。洪紧痛疽，洪长壮热。洪涩而弦，谓之三克。加以浮沉，随位而决。浮洪沉小，表强里怯。浮细沉洪，反推。洪转细分，病退。砒伤，洪数暴吐。气弱，暮洪朝细，服药有效，脉形今昨细洪互变。老人六脉浮洪、两寸洪盛，俱逆；一部独洪，病推。少壮逢洪，可济。心微而肺洪盛，左肋一点之疼。心肝浮沉洪，肩背痛因提挈。肺脾浮洪沉涩，食少腹膨；浮细沉洪，睡中汗出。

细为少气不足之候。前细后大气短，前大后细脱血。六脉匀细，男平而女怀胎。洪细不调，病忌泻，兼厥逆。浮沉细，为气虚不足，偏宜虚怯。

紧为疼候。寒邪抟击，浮紧或涩兼之，俱属伤寒之始，无汗寒热，鼻干，头背俱疼强直。**左寸**浮紧伤寒，沉紧则为心气。**右寸**浮紧头疼，兼大痰鸣喘急，沉紧滑为咳痰，沉洪紧为喉痹。**左关**浮紧筋疼，沉紧肋疼寒郁。**右关**浮紧腹膨，沉紧腹疼吐食。**尺**逢浮紧胕痛，按涩则为耳闭。沉紧溲涩腹疼，细紧小肠疝气。

缓为风热，肤顽，痿痹。洪缓湿热，细缓寒湿。小儿风热，缓生急死。浮缓伤风，兼大同议，自汗，寒热而衄，头背俱疼而急。**寸**逢浮缓，左右俱主伤风。左逢沉缓健忘，右为短气。**左关**浮缓风运，沉缓气虚。**右关**浮缓腹膨，沉缓少食，从容和缓为平。**尺**逢浮缓，足痿。**左尺**沉缓，溲频，月水多来。**右尺**沉缓，泄泻，肠风入胃。

长为气治，兼诸濡滑为平。心长神全，尺长期顺可卜。老逢长濡，寿悠，急为胃气不足。浮洪而长，颠狂热深。伤寒热长，阳明热伏。沉细而长为积，高下须分。**左寸**胸膈虚胀，**右寸**痰郁。**左关**肝气肋疼，**右关**则属脾胃。兼洪伤于肉荤，兼滑伤于酒水，兼涩鸡腐所伤，兼弦菜果之滞，兼濡酒伤则泻，兼急腹疼。**左尺**经水愆期，**右尺**疝气。

短为气虚，胀疼虚吐。上短下长，痛在头项。下短上充，清在腰足。

促为阳盛，为狂为怒。五积于中，脉因而阻。渐退则生，渐进不救。病后得之，幽期甚速。

结为阴盛，阳无所附。浮结四肢浮肿，沉结大便下红。一结一升，再结二升。浮沉结而侵内，多阴少阳为蛊。伤寒结代，心悸虚故。

代为气衰，其死可卜。宜于风家，痛极，妊妇。

牢为里实，胃气不足，肋痛疲劳，胀满气促。

革为虚寒，半产崩漏，虚泻失血，精气不固。暴病可生，久病命殂。

弦为气敛，痃疟，拘急，积饮，寒热，阴虚，冷痹。浮弦无力，外伤风邪。弦紧为寒，弦缓为湿，弦滑为痰，弦细少气。春病无弦，失主非宜。秋深弦盛，金虚木实。弦状多同，土逢木抑。弦急而散，杂病不吉。大抵十人九弦，兼之濡滑为胃，兼急则为疼痛，兼洪则为火炽。弦多胃少曰病，但弦无胃曰死。左浮弦涩，夏与秋逢为疟。按之即滑，热多寒少奚疑。弦兼洪盛，先宜解邪散热。**右关**虚弱，邪轻补剂方施。左浮弦濡，气虚脊痛。浮沉弦涩，痰盛荣亏。沉小弦涩，虚汗无分盗自。右洪弦急，阴虚火旺难医。**左寸**浮弦沉大，心气之痛。浮弦而大按涩，癫发如痴。**右寸**浮弦沉大，病因痰火所为。浮大虚为鼻窒。兼弦头痛有时。**左关**逢弦，顷审浮沉之异。浮阳沉阴，内寒外热之持。浮阴沉阳，寒热及之。**右关**浮弦，胸膨噫气。浮弦按涩，易饱易饥。弦细倦眠，浮弦急为砂发。弦细而急，肝之真脏形脾。尺浮弦急，下部为痛。沉弦细涩，阴证寒羁。双弦为饮，并出而细。左寸稀涎上溢，关尺肋痛而推。

　　动为体疼，劳，惊，崩，泻。在阳出汗，在阴发热。

　　散为血耗，表强里怯。浮洪兼散，夏月本体。伤寒逢散，证忌咳喘。寻常散多非宜。产后解索宜益。

　　伏因有积，脉藏不出。伏细少气，伏数热厥。**左寸脉伏**，神不守舍。**右寸逢伏**，毒发寅、午、戌年。**关尺伏逢**，为积，或因痛极。

　　芤为失血之候，审位高低而出。在上，吐衄痰红；在下，崩漏下血。

　　濡为气虚之候，表虚少气为原。**左寸**心惊噫气，**左关**体弱目昏。**左尺**伤精阴痿，小水频数，血崩。**右寸**虚汗，或为痔漏下血。**右关**食积，**右尺**虚泻未宁。

　　微为血少之候，不能卫灌其经。六脉俱微产绝，肝肾俱微同评。**左寸微**盗汗，**右寸微**恶寒。**左关微**胁胀，女微后患崩。**右关微**积食。尺微涩崩漏，浮洪按微眇，病者入幽冥。在左遗精，崩带；在右虚泻，肠鸣。

　　弱为虚候，内伤血气。老人为宜，少壮为忌。**左寸逢弱**，盗汗心悸；**右寸逢弱**，身疼短气。**左关弱兮**筋痿；**右关弱兮**停食。**左尺逢弱**，骨髓浮频；**右尺逢弱**，临晚热至。汪氏诊法

属 候

左寸前候乎心，心司血脉、汗、舌。其诊浮滑，头疼，眩晕，多痰。浮滑而洪，女子怀孕可决。浮短、浮洪、浮弦细，急头痛。浮涩，头晕恶寒，兼而同例。浮兼三克三克见洪条下，余并同，头晕有痰。沉濡涩弦，忧气郁结。沉洪，口渴。沉滑，心热痰涎。沉细溢前，心膈虚膨，宜益。沉涩或兼之弦、沉短与芤，汗出。沉短大涩，虚烦不眠。三克而沉，口干上热。

左寸后候膻中宗气。浮涩或并其弦①，臂臑恶寒。浮迟三克，臂疼。沉逢心惕，沉涩或并其弦。或芤、或短，惊悸。沉滑、沉洪，掌心热郁。

右寸前以候肺，皮腠、气喉、背、鼻。诊之浮滑，头目眩晕，多痰。浮涩兼弦，头痛，恶寒同拟。浮洪或溢，头疼，痰火升腾；浮弦溢前，气少，背肩胀急。浮兼三克，鼻崩。浮短，头疼虚议。浮洪而紧牙痛，按虚下红。年高咳逆，肺洪，其死可必。头痛，浮细而坚。虚汗，浮细无力。沉洪，痰热。沉细而滑，骨蒸。三克兼沉，咳嗽、痰红，火炽，沉滑兼短、兼洪。沉涩或弦，参入。沉短俱主咳痰，惟短兼诸少气。

右寸后候胸中，上焦输气之位。诊之浮涩或弦，胸膺划痛。沉短或兼诸滑、沉涩，短气。沉弦洪涩，

---

① 弦：原作"统"，据上下文意改。

为痰。沉洪，足热、粪秘。

左关前候①肝胆，血筋、目胁之司。脉常见涩，日后患风，预决春逢。浮涩秋来，为病先知。浮洪或参弦涩，俱为目疼。浮洪长为壮热，肝火之熙，益主头疼目眩。女怀淫欲之思，浮涩或兼弦，浮洪无力，浮兼滑小短。六候弦推，浮细涩弦，急肭强直。沉滑或弦，杂眩晕奚疑。沉涩或弦并至，俱为胁胀。沉弦细涩，麻木作于四肢。沉洪，体疼浮热。细长，左积无移。

左关后以候膈，中焦生发之机。浮涩或弦并至，俱为偏坠。沉涩或弦并至，膈胀有时。沉涩洪弦，膈热。沉短，膈胀虚推。

右关前候胃腑，纳受饮食之职。其脉浮兼有六，溢、短、洪、细、滑、涩，加之浮小涩弦，恶哕须分虚实。浮涩弦大，面热。浮滑按涩，食滞。沉涩或参乎弦，沉短与之弱涩。沉小，食少呕吐。沉短，口淡无味。沉短滑，为酒伤。㧒见吐红伤胃。浮弦沉大，喜饥。洪虚，晚热来去。沉涩弦大，所兼有异，兼虚腹胀，兼实消食。沉短涩微，胃口积疼。沉小涩弦，噫气胸痞。

右关后候乃脾之司，脾司运化四肢血气。其脉浮弦细涩，寒伤于脾。浮涩或并其弦，恶寒失卫。小涩弱，易饥饱。沉洪实，易消食。沉小虚弦，体热。沉

———

① 候：原作"位"，据上下文意改。

短，气之不给。沉涩弦大，食泄。芤为疾红，甚则利、崩。下缺，因虚泻注。

两尺前以候肾，腰、耳、瞳、精、骨髓，其应浮涩。浮弦而涩，耳无闻。浮短，胫清。浮滑而弦，腰膝直。沉弦大或兼涩洪虚，口干饮水。沉急沉涩，腰疼。缓细，腰重伤湿。弱短、弱涩，耳鸣。芤见，不能久视。

两尺后之浮位①以候下部、足胕。应指浮涩或弦兼，足清麻木。浮弦小急或浮紧，俱为膝疼。浮弦满涩，脚气。浮短，足难远行。右逢浮小短涩，肛门痔漏为急。

左尺后沉，候腹、下焦、小膀、前阴。应指沉短沉涩，间参弦至，遗精，白带，老人小水频频。妊逢沉涩，则为胎漏。芤为茎衄，弱滑阴疼。至于沉滑、沉大或兼弦涩微，为尿赤，甚为小便淋浊。细沉，阴囊湿痒，小水频数。兼软，偏坠。兼之长覆，经凝。短弱，小便后小腹虚疼。沉弦涩，侵内，小腹血瘕。

右尺后沉，候腹、后阴、太府之关。指下沉涩，而或兼弦兼大，沉洪而健，俱为大便燥艰。沉小或兼弦，俱为粪溏。沉弦洪无力，溏结相参。沉涩无力，虚泻，宜固。沉逢三克，泻因食伤。沉滑洪滑，热利初与宜下。沉短而涩，久痢，宜补脾乡。沉短、短滑与微，俱为下血。长覆为疝。弱涩，失气亡阳。统属，

---

① 位：疑衍。

更仆难尽，姑且举其二三诊家常变之要，幸勿视为迂谈。汪氏诊法

脉分三部主病

夫诊脉之道，医者之难精也。若非灯下，若心勤于记诵，参师访友，尽夜不遑造次，颠沛癙痹，仰存心于此，安能知神圣之妙哉？古人曰：按其脉，知其疾，命曰神。其探迹索隐之妙也。又曰：切其脉，治其病，谓之巧。以明其指别之功也。盖三指相去毫厘之近，主病若千里之远，观夫指别之功也，世人固以为难。命曰神，岂容易可至哉？常观于经脉有三部：寸、关、尺也。从鱼际至高骨，却行一寸曰寸。从寸一分曰鱼际。从寸至尺曰尺泽。尺前寸后为关。关前为阳，则寸口也；关后为阴，则尺脉也。阴入阳出，以关为界。**寸**主上焦、头首、皮毛；**关**主中焦、肋、腹及腰；**尺**主下焦、小腹及足。此三部所主之大略也。左手关前心之部也；左手当关肝之部也；左手关后，肾之部也。右手关前肺之部也；右手关主脾之部也；右手关后，亦肾部也此六部原与《脉诀》脏腑配诊相同，今尊《内经》诊候，故删其腑之配也。六部脉候各按四时，而有胃气，命曰平人。平人者，不病之谓也。盖平人之当气禀于胃，胃者平人之常气也。所以人常禀气于胃，故脉以胃气为本也。蔡西山曰：有胃气之脉不大不小，不长不短，不滑不涩，不浮，不迟不疾，意思欣欣，难以

名状，此胃气之脉也，反此者病。《经》曰：察色按脉，先别阴阳。盖阴阳者，天地之道也。是以治病者必求其本，本为阴阳。四时寒暑，五脏之根也。以脉言之，则浮沉也；以部言之，则尺寸也。故《经》云：脉者，阴阳之法，以应五脏。是谓：呼出心与肺，吸入肾与肝，呼吸之间脾受谷味，其脉在中也。以浮沉论之，则曰：浮者阳也，沉者阴也。应在脏腑，则浮而大散者，心也；浮而短涩者，肺也。所以心肺俱浮也。牢而长者，肝也。按之而大，举指来实者，肾也。所以肝肾俱沉也。迟缓而长者，脾也。脾为中州，所以脉在中也。仲景曰：脉浮数动滑，皆阳也；沉涩弱弦微，皆阴也。阳者热也，阴者寒也。所以寒则脉来迟而沉；热则脉来浮而数。故曰：诸数为热，诸迟为寒。无如此验也。《脉经》曰：诸浮为风，诸紧为痛，诸伏为聚，诸弦为饮，芤者失血，长则气治，短则气病，数则烦心，大则病进，浮为在表，沉为在里，迟为诸寒，数为诸热。形壮脉细，少气不足以息者，危；形瘦脉大，胸中多气者，死。形气相得者，生；三五不调者，病；三部九候皆相失者，死。此先圣诊脉之大法，故曰：凡治病则察其形气色泽，治之无失其时也。所以形气相得者生。色泽以浮者，病易已。脉从四时者，可治。脉弱以滑者，是有胃气，此易治也。若散气相失，色不泽，及脉逆四时，或脉实益坚，皆不可治，所谓必察四难而明告之。又若病热脉静，泻而脉大，脱血而脉实，汗后脉躁，此皆难治也。若疮疽之人，脓血大泻，脉滑数者，难治也。凡流脓多或如清泔，脉滑大散，寒热发渴者，不治也。若患肺痈，喘咳脓血，脉见洪滑，治之难痊。脉洪数，应当发热，而反恶寒，头项拘急，四肢烦痛，或复战栗渴甚者，但有痛剧，必发疮肿也。_{精义}

脉气形逆顺

大凡诊脉，先定四时之脉。便取太过不及、虚实、冷热寒温、至数、损益、阴阳盛衰、五行生克、脏腑所属，以为大法。然后取其人之形神、长短肥瘦、气候虚实盛衰、性气高下、布衣血食、老幼强弱。但顺形神、四时、五行，气候无过者，生之本，其形气与五行相反者危，脉有悬绝者死，不治。肥人脉细小如丝欲绝者死，羸人得躁脉者死；人身涩而脉往来滑者死，人身滑而脉往来涩者死；人身小而脉往来大者死，人身大而脉往来小者死；人身短而脉往来长者死，人身长而脉往来短者死。

脉病逆顺

岐伯曰：凡人形瘦脉大，胸中多气，死。形盛脉细，少气不足以息者，死。形气相得者生，三五不调者病。人有强弱盛衰之不等，而脉实应焉；脉有阴阳虚实之不同，而病实应焉。脉病形证相应而不相反，每万举而万全，少有乖张。良工不能施其巧矣，故脉之于病各有所宜。有宜大，宜小，宜浮，宜沉；有不宜大，不宜小，不宜浮，不宜沉。为医不可以不早辨也仁斋直指。左有病而右痛，右有病而左痛，上有病而下痛，下有病而上痛，此为逆，逆者死不可治。

腹胀病，脉浮大者生，沉小者死。

壮热，脉浮大者生，沉微者死。

颠痫，脉亦然。

谵语，脉大者生，厥逆而脉微者死。

暴忤，脉实大者生，而虚弱伏细者死。

中毒，脉洪大紧急者生，微细而不齐者危。

头痛，脉浮大者安，短涩者危。

痢疾，脉微细者生，洪大者死。

吐血，发热，脉洪大者生，细微者死；不发热，细小者生，洪大者危。

伤寒发热后，脉沉静者安，洪大而躁者危。

自汗，脉虚细者安，躁盛者危。

厥逆之脉，沉涩者生，浮大者危。

诸失血，脉小弱者生，洪大者危。

泻泄，脉微细者生，浮大者危。

产后，脉微小者生，洪大而数者危。

中风口噤，脉浮迟而静者生，洪数而气岔者死。

上气喘急，面目俱浮，脉浮滑手足温者生，脉涩而四肢厥者死。

疮疽，脉洪大者生，沉细者危；既溃脉静者安，溃后洪大者危。

阳病得阴脉，阴病得阳脉，皆死。

消渴，脉数大者生，虚弱者死。

霍乱之脉，浮洪者生，虚细者死。

久病，脉细软者死。

六部平脉

浮大而散，心之平。弦而长，肝之平。按至骨，举指来疾而实者，肾之平也。肺平，浮而涩。脾胃平，缓而满指。凡诊脉，下指本部不平，便可寻详病情矣。《医通》

脉有阴阳乘伏

《难经》云：脉有伏匿，然谓阴阳，更相乘，更相伏也。脉居阴部，而反阳脉见者，为阳乘阴也。脉虽时沉涩而短，此谓阳中伏阴也。脉居阳部，而反阴脉见者，为阴乘阳也。脉虽时浮滑而长，此谓阴中伏阳也。

脉有重阴重阳脱阴脱阳

《难经》云：颠狂之脉，三部阴阳俱盛是也。又云重阳者狂，重阴者颠。脱阳者见鬼，脱阴者目盲。重阴重阳是寸愈盛而尺愈盛，脱阴脱阳是寸至微而尺至微。

奇经八脉为病

两手脉，浮之俱有阳，沉之俱有阴。阴阳皆实盛者，此为冲督之脉也。冲督之脉者，十二经之道路也。冲督用事，则十二经不复朝于寸口。其人皆若恍惚，狐疑不省，必当犹豫而两心也。

两手阳脉，浮而细微绵绵不可知，俱有。阴脉亦复细绵绵，非为阴蹻阳蹻之脉也，此人胸有病鬼魅风死，若恍惚忘人，为祸也。

尺寸脉俱浮，直上直下，此为督脉。腰背强直，不得俯仰，大人癫病，小儿风痫疾。尺寸脉俱牢，直上直下，此为冲脉。胸中有病寒疝也。《二十九难》曰：奇经为病何如？然阳维维于阳，阴维维于阴。阴阳不能相维，则怅然失志，溶溶不能自收。阴蹻为病，阳缓而阴急；阳蹻为病，阴缓而阳急。冲之为病，逆气而里急。督脉为病，脊强而厥。任之为病，其内若结，男子为七疝，女子为瘕聚。带之为病，腹满，腰溶溶若坐水中。阳维为病，苦寒热；阴维为病，苦心痛。此奇经八脉之为病也。

促结代脉辨

仲景云：脉来缓缓当作迟，时一止复来者，名曰结。又脉来动而中止，更来小数，中有还者及动，名曰结阴也。脉来动而中止，不能自还，此动而中止复来，代也。得此脉者，必难治。自还者，此动而中止，复来于前动也；不能自还者，动而中止，复来如前动同而不数也。故有结脉者，有促脉者、代脉者。结者阴也，阴盛则结。脉来缓，时一止，复来曰结，主胸满烦躁。促者阳也，阳盛则促。脉来数，时一止，复来曰促，主积聚、气痞、忧思所成。大抵结促之脉，虽时一止为病，脉非死也，惟代者真死矣。往来缓，动中止不能自还，周而复动，名曰代也。代者死也。仲景《伤寒论》云：脉促代，心悸动，炙甘草汤主之。

高阳生脉诀假名

高阳生，五代时人，著《脉诀歌括》，托为王氏叔和。而今本杂以洁古《伤寒脉入式歌》，又被熊宗立妄注，大为俗学之惑。叔和，晋人也，自有《脉经》，尚复抵牾，大段古书，难尽信也。脉家书甚多，当以《内经》为主。滑氏《诊家枢要》，以浮、沉、迟、数、滑、涩六者为提纲，予补以有力、无力二者。丹溪以血、气、痰、火为病之提纲。则脉**滑在血分**而有余为痰，凡有形者从之；**涩在气分**而有余为火，凡无形者从之。**浮在表，沉在里。迟为寒，数为热。**有力为实，无力为虚。执此提纲，脉可得而明矣。《医通》

脉大必病进说

《内经·脉要精微篇》曰：脉大则病进。丹溪云：脉，血之所为，属阴。大，洪之名，火之象，属阳。其病得之于内伤者，阴虚为阳所乘，故脉大，当作虚治之。其病得于外伤者，邪客于经，脉亦大，当作邪胜治之。合二者观之，皆病证方长之势也，谓之病进，不亦宜乎。《格致余论》

甫按：脉大则病进。脉之大者，乃邪气之盛也，邪气盛则正气虚可知矣。先是正气虚弱，然后邪气得以乘之，而恣其盛大之势。脉为气血之精华，果无邪气相干则自雍容和缓，如蔡西山之所谓："意思欣欣，难以名状"。今脉之大者，谓其大而过于寻常，畴昔之时，故知其为邪气所乘也。人虽病之未形，而邪已形于脉中，所以逆，知病之必进也。为治之计，当先急则治其标，发散邪气，随后调其正气，庶几可愈矣。丹溪谓：内伤者，阳所乘。外感者，邪客经。似以即病而谓，非为未病而进之谓也。又谓：脉，血之所为，属阴。《经》曰：浊气归心，淫精于脉。《举要》云：脉不自行，随气而至。可见脉亦不可外气而为言也。王海藏云：君兼臣权，尤其曲说。丹溪，医之哲也。甫何敢辩？姑言之，以俟知者。

脉法部位表里虚实主病提纲

浮以候表，沉以候里。虚则病虚，实则邪实。各部所司，病宜分治。寸脉候上，心肺之位；关脉候中，肝脾之地；尺脉候下，膀胱、肾水、大肠、小肠，皆在于内。

左寸脉候

表虚主病　浮而无力，主表虚。自汗腠理不固，寒气不行，恶寒，寒战，恶风。

表实主病　浮而有力，主表邪盛。头痛，发热，目眦赤涩，身疼，或口干。

里虚主病　沉而无力，主里虚。悸怖惊恐，恶人声，精神恍惚，健忘，夜不寐。

里实主病　沉而有力，为里实。心烦而躁，内热，梦遗，恶热口渴，癫狂，谵语。

左关脉候

表虚主病　浮而无力，主表证。目视不明，目生花。

表实主病　浮而有力，表邪证。主肋痛，腹胀，目痛，目胀。

里虚主病　沉而无力，主里虚。为惊恐，为血痹，为多疑，为犹豫。

里实主病　沉而有力，里邪实。主肥气，主多怒，为筋急，或疝痛。

左尺脉候

表虚主病　浮而无力，主表虚。为盗汗，为耳聋，膀胱癃，小便短。

表实主病　浮而有力，表邪实。为淋沥，小便难，便赤与便浊。

里虚主病　沉而无力，里虚证。为肾气盛，阴旺，腰痛膝痹，疝痛，左睾丸偏大。

右寸脉候

表虚主病　浮而无力，表虚证。自汗，恶寒，恶风，皮肤瘙痒，背恶寒，喷嚏，流清涕。

表实主病　浮而有力，表实邪盛。为发热，头痛，头风眩晕。

里虚主病　沉而无力，主里虚。为气短不续，为寒嗽，虚喘，吐清痰。

里实主病　沉而有力，里邪盛。咳嗽有痰积，老痰咳吐不出，气壅，喘甚。

右关脉候

表虚主病　浮而无力，主表虚。四肢不举，倦怠嗜卧，或面目浮肿。

表实主病　浮而有力，主表实。主腹胀，胸膈痞满。

里虚主病　沉而无力，主里虚。胃寒恶食，泄泻，恶心，呕吐翻胃。

里实主病　沉而有力，里邪盛。寒积，宿食，有陈积。

右尺脉候

表虚主病　浮而无力，与下同。

表实主病　浮而有力。主肠风，风痹，耳鸣。

里虚主病　沉而无力。主肾虚，腰重如带五千钱，肾水不足，腰痹不能转摇。

里实主病　沉而有力。主寒疝痛，腰痛，或为痫积。

七 情 脉

七情之脉，内伤五志。喜则脉缓，悲短，忧涩，思结，恐沉，惊动，怒急。七脉宜先审而处。

妊 娠 脉

妊脉紧滑见于右关，或吐伤损，他部相参。诊之左脉或一部或二部之洪滑，六脉相等，或尺旺，或中冲而悠洋。男女之别，须审阴阳。右肺盛，阴状，多俱主弄瓦；左尺盛，阳状，多俱主弄璋。右关微弱与数，胎防有损。胎漏若逢右革，必坠堪伤。欲产脉歇至，或洪或细。临生右关弱，宜施补汤。

脉证相反

脉证相反，医不可治。春夏浮涩，秋冬浮大。老人太过，少壮不及。心痛脾疼，失血，泻痢，中恶，金疮，浮洪俱忌。伤寒热病，腹满水气，中毒发狂，沉细不吉。产后溃痈，俱嫌洪实。咳嗽沉伏，虚痛搏指。喘急细微，痿痹紧急。中病脉坚，外病脉涩。汗出脉盛，头痛短涩。虚劳心数，风家脾缓。霍乱吐泻，脉微而涩。人瘦脉大，有喘形盛。脉微短气，更有伤寒。阳病而脉逢阴，二周寸陷。厥利而脉不至，脉微厥冷。烦躁脉迟而反消食。

脉证似反

脉证似反非反，因之而变无伤。极实而有羸状，寒湿痉脉沉细。极虚而有盛候，虚脉大而无常。病虚脉细，因服寒凉而搏指；阴虚出汗，误服参芪而脉强。伤寒粪秘脉迟，胃实，宜下。漏风兼秘何妨。

人脉不应

人脉不应，以证参详。人病而无恶证，脉和终吉。人安而有恶脉，病属膏肓。

各部不胜脉

各部不胜，脏属求之。左关浮涩，左寸洪数，尺中缓迟，右关弦急，本病非宜。

胜负扶抑宜

概论不胜。春弦涩欺，涩弦气等。病作秋时，无弦春病，无气死推。更有兼其所胜，春弦而缓相持，气多为平。气少长夏为病，无弦春病，无气可知死期。春弦钩扶易愈，春弦滑抑退迟。胜负扶抑，偶举可知。

平人止脉

平人脉止，年支参究。年支三合，犹立鼎足。申子辰水，土为之附，巳酉丑金，亥卯未木，寅午戌火，五行四局。次审年支，三合所属。属部逢止，是脏不足，死于不胜之年。月足不胜有五，假如申年肾止，子年六月不禄。

真脏止①脉

真脏止脉，斯为不及。大衍数推，死期有异。盖脉之动，五脏之气应之。合乎先天五行生数之序，法

---

① 止：原误作"正"，据目录改。

以水一火二木三金四土五。五至为脏一周，十周大衍数备。五十无止，脏气俱平。五十中止，一脏无气。止数有常，死期可拟。数止之法，从止数起凡五为周，不及求止。当其数而止者，所应之脏气，衰至于自旺日干，不能自旺而死。

无脉候

无脉之候，所因不一。久病无脉，气绝者死。暴病无脉，气郁可治。伤寒痛风，痰积经闭，忧惊折伤，关格吐利，气运不应，斯皆勿忌。

南北政脉不应

南北之政，先立其年。干分五运，夫立司天。土运甲己，金运乙庚，水运丙辛，木运丁壬，火运戊癸。土君余臣，司天分例，六化图推。少阳之右，阳明治之。阳明之右，太阳治之。太阳之右，厥阴治之。厥阴之右，少阴治之。少阴之右，太阳治之。子午之上，少阴治之。丑未之上，太阴治之。寅申之上，少阳治之。卯酉之上，阳明治之。辰戌之上，太阳治之。巳亥之上，厥阴治之。当岁年支司天，移当中位为基。南政司天在寸，北政司天在尺。南政甲己土运，喻君位坎面离。少阴司天，两寸不应。少阴在泉，两尺不应。三阴在左，则左不应。三阴在右，则右不应。左右尺寸，少阴为定。北政乙庚丙辛丁壬戊癸，喻之臣辅，位南面北居卑。少阴司天，两尺不应。少阴在泉，两寸不应。左右同前之应，脉无沉细俱宜。诸脉不应，反诊较之经文：诸不应反其诊则见矣。王注：反诊谓覆手诊之。以沉为浮，以大为细，非其理也。尺寸反死岁当阴脉在寸反见于尺，尺之阳脉而移于寸。岁当阴脉在尺反见于寸，寸之阳脉而移于尺。尺寸相反主死，子、午、卯、酉四年有之，阴阳交危岁当阴脉在左反见于右，右之阳脉而移于左。岁当阴脉在右反见于左，左之阳脉而移于右。左右相交主死，寅、申、巳、亥、辰、戌、丑、未八年有之。

歌曰：南政寸上尺居下，北政尺上寸下推。三阴司天不应上，在泉于下不应之。太阴须诊左寸尺，厥阴右手尺寸持。少阴脉兼两寸尺，此理微妙诚难知南北政脉不应，须参看《运气易览》，为详明矣。

天气六化之图

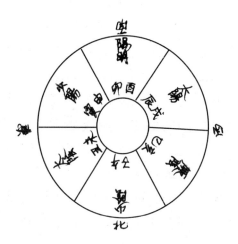

南 北 政 图

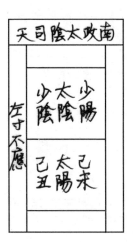

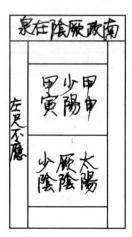

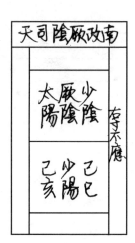

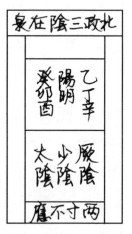

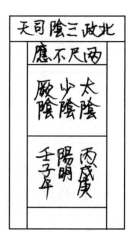

北政太陰在泉

丙戊寅 太陽 壬辰戊

少陰 太陰 太陽

左寸不應

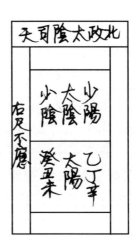

北政太陰司天

少陽 太陰 少陰 乙丁辛 太陽 癸丑未

右尺不應

北政厥陰在泉

丙戊寅 少陽 壬寅申

太陽 厥陰 少陰

右寸不應

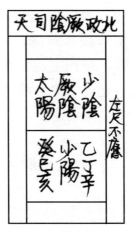

北政厥陰司天

少陰 厥陰 太陽 乙丁辛 少陽 癸巳亥

左尺不應

五 逆 脉

《灵枢·五禁篇》曰：热病脉静，汗出脉盛躁，是一逆也。病泄脉洪大，是二逆也。着痹不移，䐃肉破，身热，脉偏绝，是三逆也。淫而夺形，身热，色夭然白及后下血，衃䘌笃重，是四逆也。寒热夺形，脉坚搏，是谓五逆也。犯五逆者为不治。

《玉版篇》曰：腹胀身热脉大，是一逆也。腹鸣而满，四肢清，泄，其脉大，是二逆也。衃而不止，脉大，是三逆也。咳且溲血脱形，其脉小劲，是四逆也。咳而脱形身热，脉小以疾，是谓五逆。如是者，不过十五日而死矣。其腹大胀，四末清，脱形，泄甚，是一逆也。腹胀便血，其脉大时绝，是二逆也。咳，溲血，形肉脱，脉搏，是三逆也。呕血，胸满引背，脉小而疾，是四逆也。咳，呕，腹胀，且飧泄，舌绝脉，是五逆也。如是者，不及一时而死矣。工不察此者而刺之，是谓逆治。

六绝脉_{其经病其脉绝者死}

冲阳绝死不治_{足阳明胃经脉在足大指后陷中，有动脉应指是也}。尺泽绝死不治_{手太阴肺经脉在手臂曲纹陷中，有动脉应指是也}。天府绝死不治_{手太阴肺经在手臂内肩颙下，有动脉应指是也}。太冲绝死不治_{足厥阴肝经脉足内大指后二}

寸，动脉应指是也。**神门绝死不治**手少阴心经脉在手掌内侧，有动脉应指是也。**太溪绝死不治**足少阴肾经脉在足内踝骨下，有动脉应指者是也。

七　死　脉

弹石脉在筋肉间，按举劈劈然，肾绝也。**雀啄脉**如雀之啄食，连连凑指，忽然上绝，良久复来。**屋漏脉**如残漏之下，良久一滴，溅起无力。啄漏二脉，皆脾胃衰弱之绝脉也。**解索脉**指下散乱，无复次序。**虾游脉**在皮肤，始则冉冉不动，少焉而去，久之倏而复来。**鱼翔脉**其脉本不动，而末强摇。**釜沸脉**在皮肤，有出无入，涌涌如羹上之波。皆死脉也。

至脉损脉死期脉候

《脉经》云：热病脉四至，三日死矣。脉四至，无病人一至，病人脉四至也。热病脉四至，一日死矣。一六至，半日死矣，忽忽闷乱无死。热病脉六至，半日死矣。急疾六至，有顷死。

热病脉四损，三日死。所谓四损，无病人四至，病人脉一至，名曰四损。热病脉五损，一日死。所谓五损，无病人脉五至，病人脉一至，名曰五损。热病脉六损，一时死。所谓六损，无病人脉六至，病人一至，名曰六损。各绝不至，或久乃至，立死。

久病死期候

久病反候春沉，夏微，秋洪，冬浮，过时命终。尺脉上不至关，阴绝，死于春夏。寸脉不至关，阳绝，死于秋冬。

虚数死期候

细数无力，虚劳非宜。数而有间，月断死期。独审盛衰，三合相欺二合见前。如心独盛，申子辰危。数而无间，日断死期，旬余之内，如月而推。

死脉总类

帝曰：见真脏曰死，何也？岐伯曰：五脏皆禀气于胃。胃者，五脏之本也。脏气者不能自致于手太阴，必因于胃气，乃致于手太阴也。故五脏各以其时自为，而致于手太阴也。故邪胜者，精气衰也。故病甚者，胃气不能与之俱致于手太阴。故真脏之气独见者，病胜脏也。故曰死。

人以水谷为本，故人绝水谷则死，脉无胃气者死。所谓无胃气者，但得真脏脉，不见胃气也。所谓阴者，真脏也，见则为败，败必死也。凡持真脉之脏脉者，肝至悬绝急，十八日死。心至悬绝，九日死。肺至悬绝，十二日死。肾至悬绝，七日死。脾至悬绝，四日死。三阴俱搏，二十日夜半死。二阴俱搏，十三日夕时死。一阴俱搏，十日平旦死。所谓真脏脉见，皆死也。

真肝脉至中外急，如循刀刃责责然，如按琴瑟弦，色青白不泽，毛折，乃死。真心脉至坚而搏，如循薏苡子累累然，色赤①黑不泽，毛折，乃死。真脾脉至弱而乍疏乍数，色黄青不泽，毛折，乃死。真肺脉至大而虚，如以毛羽中人肤，色白赤不泽，毛折，乃死。真肾脉至搏而绝，如指弹石辟辟然，色黄黑不泽，毛折，乃死。诸真脏脉见，皆死不治也。

《玉机真脏篇》曰：五脏受气于其所生，传之于其所胜。气舍于其所生，死于其所不胜。病之且死，必先传行至其所不胜，病乃死。此气之逆行也，故死。**肝受气于心**，传之于脾，气舍于肾，至肺而死缓者秋死，急者庚辛日及日晡死也。**心受气于脾**，传之于肺，气舍于肝，至肾而死缓者冬死，急者壬癸日及夜半死也。**脾受气于肺**，传之于肾，气舍于心，至肝而死缓者春死，急者甲乙日及朝死也。**肺受气于肾**，传之于肝，气舍于脾，至心而死缓者夏死，急者丙丁日及日中死也。**肾受气于肝**，传之于心，气舍于肺，至脾而死缓者长夏死，急者戊己日及辰戌丑未日死也。此皆逆死也。一日一夜五分之，此所以占生死之早暮也。

---

① 色赤：二字原倒，据《素问·玉机真脏论》乙转。

大骨枯槁，大肉陷下，胸中气满，喘息不便，内痛引肩项，期一月死。真脏见，乃予之期日。大骨枯槁，大肉陷下，胸中气满，喘息不便，内痛引肩项，身热脱肉破䐃，真脏见，十月之内死。大骨枯槁，大肉陷下，肩髓内消，动作益衰，真脏来见，期一岁死。大骨枯槁，大肉陷下，胸中气满，心中不便，肩项身热，破䐃肉脱，目眶陷，真脏见，目不见人，立死。其见人者，至其所不胜之时则死。急虚身中卒至，五脏绝闭，脉道不通，气不往来，譬于堕溺①，不可为期。其脉绝不来，若人一息五六至，其形肉不脱，真脏虽不见，犹死也。

三部九候皆相失者死。上下左右之脉相应如参舂者病甚。上下左右之脉相失不可数者死。中部之候虽独调，与②众脏相失者死。中部之候相减者死。目眶内陷者死。肉脱身不去者死。乍疏乍数者死。真脏见，形者胜死，形气相得者生，三五不调者病。

以左手足上，上去踝五寸按之，庶右手足当踝而弹之，其应过五寸以上，蠕蠕然者不病。其应疾，中手浑浑然者病，中手徐徐然者病。其应上不能至五寸，弹之不应者死。

形肉已脱，九候虽调，犹死。形盛脉细，少气不足以息者危。形瘦脉大，胸中多气者死。脉无胃气曰逆，逆则死。肝见庚辛死，心见壬癸死，肺见丙丁死，

---

① 溺：原脱，据《素问·玉机真脏论》补。
② 与：原脱，据《素问·三部九候论》补。

肾见戊己死，脾见甲乙死。浑浑革至如涌泉，病进而
色弊。绵绵其去如弦绝者，死。脉如转豆者死。脉如
偃刀者死。脉涌涌不去者死。脉忽去忽来，暂止复来
者死。脉分绝者死转豆者为心真脏脉，偃刀者为肝真脏脉，
忽去忽来者为脾真脏脉也。三部脉如釜中汤沸，朝得暮
死，半夜得日中死，日中得半夜死。九候之脉，皆沉
细悬绝者，为阴主冬，故以夜半死。盛躁喘数者为阳
主夏，故以日中死。寒热病者，以平旦死。热中及热
病者，以日中死。病风者，以日夕死。病水者，以半
夜死。其脉乍疏乍数，乍迟乍疾，日乘四季者死。脉
浮而滑，身汗如油，喘息不休，水浆不入，身体不仁，
乍静乍喘者死。汗出发润，喘不休，肺气绝也，主死。
阳病独留，体如烟熏，直视摇头，口不能言，心先绝
也。唇吻青，四肢漐漐汗出，肝先绝也。环口黧黑，
虚汗发黄，脾先绝也。身热喘粗，见阴而多躁者死。
头目痛，卒视无见者，死。三部脉紧盛大，汗出不解
者死。阴阳尺寸俱虚者死。温病汗不出，出不至足者
死。温病襄襄大热，脉绝小者死。咳而脱形发热，脉
坚急者死。皮肉着骨者死。发直如麻者死。口臭不可
近者死。热病七八日当汗不得汗，脉绝者死。面无光，
牙断黑者死。舌卷卵缩者死。目不回，直视，一日死。
阴结阳绝，目精脱，恍惚者死。阴阳竭绝，目眶陷者
死。遗尿不知者死。口如鱼口不能开死。气出多不及
者死。肛门如竹筒，大便不禁不知者死。病人卧有边
不宁者死。吐痰如蟹沫者死。面肿色苍黑者死。表里

俱病者死。病已汗，身体不凉加喘泻者死。病久妄言及不能言者不治，热病者可治。病人阴阳俱绝，撮空摸衣者死。汗出不流，舌卷黑者死。发与肩冲起者死。病人爪甲青者死。病人爪甲白者不治。病人脉绝口张足肿者，五日死。病人足跗上肿，两膝大如斗者，十日死。病人阴囊及茎肿者死。病人爪甲及肉黑者，八日死。

卷之二 阳集

雷公四要纲领发微

明·东皋　徐春甫　著
后学　男　良名　正
太学生　孙　本诚　校
麻城庠生门人　全以节　点校

雷公四要纲领发微序[①]

医学先要谙晓人身。**阴阳**血为阴，气为阳；身半已上为阳，身半已下为阴；背为阳，腹为阴；五脏为阴，六腑为阳，之属是也、**表里**皮肤腠理经络为表，脏腑骨髓为里；外感风寒邪气为表，内伤劳倦饮食湿热脾胃为里、**荣卫**血为荣，气为卫、**三焦**解见下文、**五脏**心肝脾肺肾五脏为阴、**六腑**胆胃大肠小肠膀胱三焦是也、**十二经络**解见下文、**奇经八穴**解见下文、**十二官**解见下文，为人一身之根本，关节

---

① 雷公四要纲领发微序:此序原在卷之一末，卷之二标题之前，据文义移之卷之二下。

百病总不外此而他求也。知乎此，然后详审"雷公四要纲领"解见下文，别虚实寒热，内伤外感，邪正轻重，用药调治，自有攻补之宜，庶不致于实实虚虚之误也。药品方剂，元有一定之性；补泻轻重，固有治疗之规。惟其认病之真断，可以求必然之效。次明五运六气，南北政脉，尺寸阴阳，交反应否，以决死生，斯能得古圣人之心法，替天地造物之化工，是则圣人之徒。医学之大，讵可与卜筮小道同日语哉？

一曰诊脉

雷公曰：诊脉要知部候，别阴阳，以决死生。

部者，寸、关、尺三部也。候者，浮以候表，沉以候里；迟以候寒，数以候热；寸以候上焦，关以候中焦，尺以候下焦。《脉要精微篇》曰：尺内两旁，则季肋也。尺外以候肾，尺里以候腹中。附上：左，外以候肝，内以候膈；右，外以候胃，内以候脾。上附上：右，外以候肺，内以候胸中；左，外以候心，内以候膻中。前以候前，后以候后。上竟上者，胸喉中事也。下竟下者，少腹、腰股、膝胫、足中事也。阴者，真脏脉也，五脏属阴是也。《经》曰：真脏脉现，死不治。阳者，胃气之脉也。《经》曰：胃脘之阳，元气是也。故曰：脉有胃气者，不死。《阴阳别论篇》曰：脉有阴阳。知阳者知阴，知阴者知阳。凡阳有五，五五二十五阳。所谓阴者，真脏也，见则为败，败必死也。所谓阳者，胃脘之阳也。别于阳者，知病剧也。别于阴者，知死生之期。三阳在头，三阴在手，所谓一也。"南北政五运行论"曰：随气所在，期于左右。从其气则和，逆其气则病。不当其位者病，递移其位者危。尺寸反者死，阴阳交者死。先立其年，以知其气，左右应见，然后乃可以言生死之逆顺。诸不应，反其诊，则见矣。甫曰：凡诸不应何以知之？必反切而诊之，则可见矣。此易简之辞何须曲解？王注谓：覆手诊之浮为沉，大为细。何穿鉴之甚！诊者，曷从下手而求其状哉？

二曰审证

雷公曰：审证要察经脉、脏腑、阴阳、传变，以定安危。

经脉，十二经也。脏腑者，五脏六腑也。阴阳者，三阴三阳也。传变者，病有自经而传于脏腑。如伤寒始于六经，终传入胃是也。又有脏腑病传及经络，如脾胃虚，十二经皆不得荣运之气，以致四肢不达，或肿或麻，从而亦病是也。《经》曰：一阳发病，少气善咳善泻，其传为心掣，其传为膈。二阳之病发心脾，有不得隐曲关节燥逐，不能深曲，女子不月乃血虚也，其传为风消风消皆燥甚之证也，其传为息贲者，死不治。三阳为病发寒热，下为痈肿及为痿厥腨痛。其传为索泽，其传为癫疝已下阴阳病机，历推为例。

三曰治要

雷公曰：用治要识微甚、逆从、多少、所主所因，先后之法。

《经》曰：寒者热之，热者寒之，微者逆之，甚者从之。何谓逆从？岐伯曰：逆者正治，从者反治，从少从多，观其事也。盖必察夫轻重虚实之宜，而为从逆治之多少也。主者，今病也。传而变之为病之标也。因者，始因也。病之本原之所由出也。正如内伤劳倦，虚而发热，必从治，以甘温补其虚，则热自退。是知虚为本始之因，热为标变之主，则其势为假借也。故曰：假者反之。帝曰：反治何谓？岐伯曰：热因热用，寒因寒用，塞因塞用，通因通用。必伏其所主，而先其所因。其始则同，其终则异。

四曰处方

雷公曰：处方要按君、臣、佐、轻、重之宜。

君者，治病之主药也。臣者，佐君之药者也。佐者，调和之药者也。使者，引经之药是也。此四者，立方之大法也。如火热之证，泻之以苦，必少佐之以辛，而势方得散解。补者，补其虚也。泻者，泻其实也。又有补中兼泻，泻中兼补，补多泻少，泻多补少。务各得其病情，而为处方之准的也。如五分之邪，则以五分之中剂泻之，其病则去。若用十分之重剂，不免有伤胃气，而病反不去矣。太过不及，总为失中，此医家之深弊也。若夫实实虚虚之误，杀人尤速，可不慎哉？

阴　阳

人身自腰已上属阳，腰已下属阴。背为阳，腹为阴。脏为阴，腑为阳。表为阳，里为阴。四肢外侧为阳，四肢内侧为阴。

表　里

表为阳，皮毛、腠理、经络是也。里为阴，脏腑、骨髓、咽喉、二便是也。

三焦　人有三焦为一身之关要

经曰：上焦如雾，中焦如沤，下焦如渎。又曰：胸为上焦，气之源也；膈为中焦，血之源也；腹为下焦，水之源也。

五脏　属阴。脏者，藏也。中实不空，无出无入为脏

心属火、肝属木、脾属土、肺属金、肾属水。

六腑 属阳。腑者，府也。中空不实，有出有入为腑

胆 属火、**胃** 属土又属金、**小肠** 属少阳火、**大肠** 属阳明
金、**三焦** 属少阳火、**膀胱** 属太阳寒水。

奇经八脉

　　任脉，上自人中当咽直下神阙至阴，为阴之奇脉。
　　督脉，自人中已上，当眉心贯顶，直至脊中，至
尾闾，为阳之奇脉。
　　冲脉，自内出于胞，上循脊中，至咽喉，会任脉，
三脉并起而异行。
　　带脉，周围于季肋之下，腰之上，如围带之回还。
　　阳跷，起足之外跟踝，直上入风池。
　　阴跷，起足之内跟，循腹直上入咽喉。
　　阳维，起足太阳经别，出踝傍金门穴。
　　阴维，发足少阴经别，行阴脉筑宾部。

十二官 人身藏象各司其职，不得相失也

　　《灵兰秘典篇》曰：愿闻十二脏相使贵贱，何如？
岐伯对曰：心者，君主之官，神明出焉。肺者，相傅
之官，治节出焉。肝者，将军之官，谋虑出焉。胆者，
中正之官，决断出焉。膻中者，臣使之官，喜乐出焉。

脾胃者，仓廪之官，五味出焉。大肠者，传道之官，变化出焉。小肠者，受盛之官，化物出焉。肾者，作强之官，伎巧出焉。三焦者，决渎之官，水道出焉三焦指在下第三焦而言，故曰下焦如渎，水之源也。膀胱者，州都之官，津液藏焉，气化则能出矣。凡此十二官，不得相失也。

十二经手三阴、足三阴、手三阳、足三阳

　　手一阳，少阳三焦经。足一阳，少阳胆经。手二阳，阳明大肠经。足二阳，阳明胃经。手三阳，太阳小肠经。足三阳，太阳膀胱经。手一阴，厥阴心络经。足一阴，厥阴肝经。手二阴，少阴心经。足二阴，少阴肾经。手三阴，太阴肺经。足三阴，太阴脾经。

　　三阳经走身外侧，三阴经走身内侧。阳经从手上头，从头走足。阴经从足走腹，从胸走手。

　　《标幽赋》曰：手足三阳，手走头而头走足。手足三阴，足走腹而胸走手。

十二经本一脉

　　中焦肺起脉之宗，出手大指之端冲。

　　大肠即手起次指，上行环口交鼻里。

　　胃经源又下鼻交，出足大指之端饶。

　　脾脉就足指端上，注于心中少阴向。

心经中之入掌循，手内端出小指行。
小肠从手小指起，上斜络于目内眦。
膀胱经就目内生，至足小指外侧停。
肾脉动于小指下，起至胸中过腹胯。
心包出处又属胸，循手小指次指终。
三焦向手次指侧，环走耳前目锐息。
胆家接生目锐旁，走足大指三毛间。
足肝就起三毛际，注入肺中循不已。

五运_{合五行金木水火土是也}

十干化五行歌
甲己化土乙庚金，丁壬木运尽成林。
丙辛水运分清浊，戊癸南方火是亲。

五运主病

《经》曰：诸风掉眩，皆属肝木。痛痒疮疡，皆属心火。诸湿肿满，皆属脾土。诸膹郁萎，皆属肺金。诸寒收引，皆属肾水。

六气_{风寒暑湿燥火是也}

六气对化歌
子午少阴君火经，丑未太阴湿土侵。

寅申①少阳相火位，卯酉阳明属燥金。

辰戌太阳寒水上，巳亥厥阴风木临。

六气循环：

一风木，二君火，三相火，四湿土，五燥金，六寒水。

六气主病 以主气言

诸暴强直支痛，里急筋缩软戾。本足肝胆二经，厥阴风木之气。

诸病喘呕及吐酸，暴注下迫转筋难。小便浑浊血溢泄，瘤气结核疮疡斑。痈疽吐下霍乱症，膹郁肿胀鼻寒干。衄衊淋秘身发热，恶寒战栗惊惑间。笑悲谵妄衄蠛污，腹胀鼓之有声和。少阴君火手二经，真心小肠气之过。

痉与强直积饮滞，霍乱中满诸膈否。体重吐下胕肿委，肉如泥而按不起。太阴湿土二足经，脾与从中胃之气。

诸热瞀瘛筋惕惕，悸动搐搦瘈疭极。暴瘖冒昧躁扰狂，骂詈惊骇气上逆。胕肿疼酸嚏呕疮，喉痹耳鸣聋又闭。呕涌噎食下不能，目昧不明瞤瘛翳。或禁栗之如散神，暴病暴死暴注痢。少阳相火手二经，心包络与三焦气。

---

① 申：原脱，据文义补。

诸涩枯涸闭，干劲揭皱起。阳明之燥金，肺与大肠气。

上下水液出澄冷，癥瘕癫疝兼否病。腹满急痛利白清，食已不饥吐利腥。屈伸不便与厥逆，厥逆禁痼太阳经。肾与膀胱为寒水，阴阳标本六气里。

春甫曰：五运六气十一字，《内经》为医家之纲领，惟刘河间得其旨趣，为《原病式》一书，可谓详切著明者矣。

性理六气_{阴阳风雨晦明}

阴淫寒疾，阳淫热疾，风淫末疾，雨淫腹疾，晦淫惑疾，明淫心疾。

天之阴阳_{湿热者，天之阳也；寒凉者，天之阴也}

风寒暑湿燥火_{为六淫之气，人感之为病}，三阴三阳上奉之。

地之阴阳_{化生五味：辛甘酸苦咸淡，折以攻六淫之邪气}

金木水火土，生长化收藏下应之。

辛甘淡者，地之阳也。酸苦咸者，地之阴也。

气之厚者，为阳中之阳。气厚则发热，辛甘温热是也。

气之薄者，为阳中之阴。气薄则发泄，辛甘淡平凉寒是也。

味之厚者，为阴中之阴。味厚则泻，酸苦咸寒是也。

味之薄者，为阴中之阳。味薄则通，酸苦咸平是也。

古人用药主于五味

《经》曰：五味入胃，各归其所喜。攻①甘先入脾，辛先入肺，酸先入肝，苦先入心，咸先入肾。久而增气，物化之常也。气增而久，夭之由也。

又曰：甘走肉，肉病毋多食甘；辛走气，气病毋多食辛；酸走筋，筋病毋多食酸；苦走骨，骨病毋多食苦。咸走血，血病毋多食咸。

药性只是阴阳清浊

辛甘发散气为阳，酸苦涌泄味为阴。清阳发腠理，清之清者也；清阳实四肢，清之浊者也。浊阴归六腑，浊之浊者也；浊阳走五脏，浊之清者也。

歌曰：辛散酸收甘缓补，苦泻咸软淡渗透。五味之工各有能，学者留心方得彀。

---

① 攻：此字疑衍。

辛以散之，甘以补之，甘以缓之，咸以软之，苦以泻之，淡以渗之。

古惟七方

大、小、缓、急、奇、偶、复。

古方十剂 宣通补泻轻重滑涩燥湿，详见五卷

引经通使药

太阳经引上藁本、羌活，引下黄柏；阳明经引上白芷、升麻，引下石膏；少阳经引上柴胡，引下黄柏；厥阴经引同上；太阴肺经引上升麻、白芷、葱，引下桑白皮；太阴脾经引上升麻，引下芍药；少阴心经引上石菖蒲，引下独活；少阴肾经引上大附子，引下肉桂。

歌曰：

小肠膀胱属太阳，藁本羌活是本乡。

三焦胆与肝包络，少阳厥阴柴胡强。

大肠阳明并足胃，葛根白芷升麻当。

太阴肺脉中焦起，白芷升麻葱白将。

脾经少与肺部异，升麻兼之白芍详。

少阴心经独活主，肾经独活加桂良。

通经用此药为使，更有何病在膏肓。

本草单方

上古用药最简，以其药治某病，单方一味，故其力专，其效速。甚者，用君臣佐使四味，谓之全方，至矣。何今世之医而尚药品众多？以异获效，殊不审品味。多则以药混药，而对症之力浅，故效迟也。而本草每药之条下，专治某病可集一本，用之辄有奇效。学者不可不知也。

《素问》《灵枢》纂要①

《脉要精微篇》曰：尺内两旁，则季肋也。尺外以候肾，尺里以候腹中。附上，左外以候肝，内以候膈；右外以候胃，内以候脾。上附上，右外以候肺，内以候胸中；左外以候心，内以候膻中。前以候前，后以候后。上竟上者，胸喉中事也。下竟下者，少腹、腰股、膝胫、足中事也。

帝曰：诊脉何如？岐伯对曰：诊法常以平旦，阳气未动，阴气未散，饮食未进，经脉未盛，脉络调匀，血气未乱，故乃可诊有过之脉。切脉动静，而视精明，察五色，观五脏有余不足，六腑强弱，形之盛衰。以

---

① 《素问》《灵枢》纂要："素问"原作"内经"，据文义改。此后章节的文字或与《素问》《灵枢》原文有小异，与义无害者，不予改动，有害文义而必须改者，出注。

此参伍，决死生之分。

夫脉者，血之府也。长则气治，短则气病，数则烦心，大则病进，上盛则气高，下盛则气胀，代则气衰，细则气少，涩则心痛。浑浑革至如涌泉，病进而色弊。绵绵其去如弦绝者，死。《平人气象篇》：帝曰：平脉何如？岐伯对曰：人一呼脉再动，一吸脉再动，呼吸定息脉五动。闰以太①息，命曰平人。一呼脉一动，一吸脉一动，曰少气。一呼脉三动，一吸脉三动而躁，尺热曰病温，尺不热脉滑曰病风，脉涩曰痹。人一呼脉四动以上曰死，脉绝不至曰死，乍疏乍数曰死。平人之常气禀于胃，胃者，平人之常气也。人无胃气曰逆，逆者死。

春胃微弦曰平，弦多胃少曰肝病，但弦无胃曰死，胃而有毛曰秋病，毛甚曰今病。

夏胃微钩曰平，钩多胃少曰心病，但钩无胃曰死，胃而有石曰冬病，石甚曰今病。

长夏胃微软弱曰平，弱多胃少曰脾病，但代无胃曰死，软弱有石曰冬病，弱甚曰今病。

秋胃微毛曰平，毛多胃少曰肺病，但毛无胃曰死，毛而有弦曰春病，弦甚曰今病。

冬胃微石曰平，石多胃少曰肾病，但石无胃曰死，石而有钩曰夏病，钩甚曰今病。

《经脉别论篇》曰：食入于胃②，浊气归心，淫精

---

① 太：原作"定"，据《素问·平人气象论》改。
② 食入于胃：《素问·经脉别论》作"食气入胃"。

于脉。脉气流经，经气归于肺，肺朝百脉，输精于皮毛。毛脉合精，行气于府。府精神明，留于四脏，气归于权衡。权衡以平，气口成寸，以决死生。饮食入胃①，游溢精气，上归②于脾。脾气散精，上归于肺，通调水道，下输膀胱。水精四布，五经并行，合于四时五脏阴阳，揆度以为常也。

《平人气象篇》曰：人以水谷为本，故人绝水谷则死，脉无胃气亦死。所谓无胃气者，但得真脏脉，不得胃气也。所谓脉不得胃气者，肝不弦，肾不石也。

《玉机真脏篇》曰：见真脏脉曰死，何也？岐伯曰：五脏者皆禀气于胃，胃者，五脏之本也。脏气不能自至手太阴，必因于胃气，乃至于手太阴也。故邪盛者，精气衰也。故病甚者，胃气不能与之俱至于太阴，故真脏之气独见者，病胜脏也，故曰死。

《阴阳别论篇》曰：脉有阴阳。知阳者知阴，知阴者知阳。凡阳有五，五五二十五阳。所谓阴者，真脏也。见则为败，败必死也。所谓阳者，胃脘之阳也。别于阳者，知病剧也。别于阴者，知死生之期。三阳在头，三阴在手，所谓一也。

凡持真脉之脏脉者，肝至悬绝急，十八日死；心至悬绝，九日死；肺至悬绝，十二日死；肾至悬绝，七日死；脾至悬绝，四日死。

推而外之，内而不外，有心腹积也。推而内之，

---

① 饮食入胃：《素问·经脉别论》作“饮入于胃”。

② 归：《素问·经脉别论》作“输”。

外而不内，身有热也。推而上之，上而不下，腰足清也。推而下之，下而不上，头项痛也。按之至骨，脉气少者，腰脊痛而身有痹也。

病热而脉静，泻而脉大，脱血而脉实，病在中脉虚，病在外脉实坚者，皆难治。脉小弱以涩，谓之久病；脉浮沉而疾者，谓之新病。

帝曰：决死生奈何？岐伯曰：形盛脉细，少气不足者危。形瘦脉大，胸中多气者死。形气相得者生，三五不调者病，三部九候皆相失者死。上下左右相失，不可数者死。

必先知经脉，然后知病脉。

肉脱身不去者死。形肉已脱，九候虽调，犹死。

七诊虽见，九候皆从者，不死。

必审其所始病与今之方病，而后各切循其脉，视其经络浮沉，以上下逆从循之。其脉疾者不病，其脉迟者病，脉不往来者死，皮肤着者死。

脉实满，手足寒，头热何如？岐伯曰：春秋则生，冬夏则死。

《血气形志篇》曰：夫人之常数，太阳常多血少气，少阳常少血多气，阳明常多血多气，少阴常少血多气，厥阴常多血少气，太阴常多气少血①，此天之常数。

《标本篇》：帝曰：六气标本，所从不同。奈何？

---

① 多气少血：原作"多血少气"，据《素问·血气形志》改。

岐伯曰：气有从本者，有从标本者，有不从标本者。少阳、太阴从本，少阴、太阳从本从标，阳明、厥阴不从标本，从乎中也。故从本者，化生于本。从标本者，有标本之化。从中者，以中气为化也。是故百病之起，有生于本者，有生于标者，有生于标本者。有取本而得者，有取标而得者，有取中气而得者，有取标本而得者。有逆取而得者，有从取而得者。逆正顺也，若顺逆也。故曰：知标与本，用之不殆。明知逆顺，止行无间，此之谓也。不知是者，不足以言诊，足以乱经。

《六微旨篇》：帝曰：愿闻天道六六之节盛衰何也？岐伯对曰：上下有位，左右有纪。故少阳之右，阳明治之；阳明之右，太阳治之；太阳之右，厥阴治之；厥阴之右，少阴治之；少阴之右，太阴治之[①]；太阴之右，少阳治之。此所谓气之标，盖南面而待之也。少阳之上，火气治之，中见厥阴；阳明之上，燥气治之，中见太阴；太阳之上，寒气治之，中见少阴；厥阴之上，风气治之，中见少阳；少阴之上，火气治之，中见太阳；太阴之上，湿气治之，中见阳明。所谓本也，本之下，中之见也，见之下，气之标也。标本不同，气应异象。

南北政六气，司天在泉，寸尺不应，何如？北政之岁，少阴在泉，则寸口不应；厥阴在泉，则右寸不

---

① 太阴治之：原脱，据《素问·六微旨大论》补。

应；太阴在泉，则左寸不应。南政之岁，少阴司天，则寸口不应；厥阴司天，则右不应；太阴司天，则左不应。诸不应反其诊，则见矣。尺候何如？北政之岁，三阴在下，则寸不应。左右同。故曰：知其要者，一言而终。不知其要者，流散无穷，此之谓也。

歌曰：

南政寸上尺居下，北政尺上寸下推。

三阴司天不应上，在泉于下不应之。

太阴须诊左寸尺，厥阴右手尺寸持。

少阴两尺寸俱主，此理微妙诚难知。

帝曰：愿闻地理之应六节气位何如？岐伯曰：显明之右，君火之位也。君火之右，退行一步，相火治之；复行一步，土气治之；复行一步，金气治之；复行一步，水气治之；复行一步，木气治之；复行一步，君火治之。相火之下，水气承之；水位之下，土气承之；土位之下，风气承之；金位之下，火气承之；君火之下，阴精承之。

曰：亢则害，承乃制，制生则化，外列盛衰，害则坏乱，生化大病也。

《四气调神论》曰：春三月，此为发陈，天地俱生，万物以荣。夜卧早起，广步于庭，被发缓形，以使志生，生而勿杀，与而勿夺，赏而勿罚。此春气之应，养生之道也。逆之则伤肝，夏则寒变，奉长者少。

夏三月，此谓蕃秀，天地气交，万物华实。夜卧早起，无厌于日，使志无怒，使华英成秀，使气得泄，若所爱在外。此夏气之应，养长之道也。逆之则伤心，秋则痎①疟，奉长者少，冬至重病。

秋三月，此谓平容，天气以急，地气以明。早卧早起，与鸡俱兴，使志安宁，而缓秋刑，收敛神气，使秋气平，无外其志，使肺气清。此秋气之应，养收之道也。逆之则伤肺，冬为飧泄，奉藏者少。

冬三月，此谓闭藏，水冰地坼，无扰乎阳。早卧晚起，必待日光，使志若伏若匿，若有私意，若已有得，去寒受温，无泄皮肤，使气亟夺。此冬气之应，养藏之道也。逆之则伤肾，春为痿厥，奉生者少。

奉四时阴阳者，万物之根本也。所以圣人春夏养阳，秋冬养阴，以从其根，故与万物浮沉生长之门。

《生气通天论》曰：阴之所生，本在五味。阴之五宫，伤在五味。

《阴阳应象论》曰：阳胜则身热，腠理闭，喘粗为之俯仰，汗不出而热，齿干以烦冤腹满死，能冬不能夏。阴胜则身寒，汗出，身长清，数栗而寒，寒则厥，厥则腹满死，能夏不能冬。

年四十，而阴气自半，起居衰矣。年五十，体重，耳目不聪明矣。年六十，阴痿，气大衰，九窍不利，下虚上实，涕泣俱出矣。故曰：知之则强，不知则老。

《至真要大论》曰②：夫百病之生也，皆生于风寒暑湿燥火，以之化之变也。曰：诸风掉眩，皆属肝木。

---

① 痎：原作“咳”，据《素问·四气调神大论》改。

② 《至真要大论》曰：此后两段文字，经作者理解改动，与原文差别较大。

痛痒疮疡，皆属心火。诸湿肿满，皆属脾土。诸膹郁痿，皆属肺金。诸寒收引，皆属肾水。

诸热瞀瘛，皆属于火。诸厥固泄，皆属于下。诸痿喘呕，皆属于上。诸禁鼓栗，如丧神守，皆属于火。诸逆冲上，皆属于火。诸痉强直，皆属于湿。诸腹胀大，皆属于热。诸病胕肿，疼酸惊骇，皆属于火。诸病转筋反戾，水液浑浊，皆属于热。故大要曰：谨守病机，各司其属。有者求之，无者求之，盛者责之，虚者责之，必先五脏，疏其气血，令其条达，而致和平。此之谓也。

《痹论篇》曰：风寒湿三气杂至，合而为痹也。风气胜者，为行痹；寒气胜者，为痛痹；湿气胜者，为着痹。

其有五痹者，以冬遇此者为骨痹，以春遇此者为筋痹，以夏遇此者为脉痹，以至阴遇此者为肌痹，以秋遇此者为皮痹。

《厥论篇》曰：厥有寒热者，何也？阳气衰于上，则为寒厥；阴气衰于下，则为热厥。

《热论篇》曰：人之伤于寒也，则为病热，热虽甚不死。其两感于寒而病者，必不免于死。帝曰：愿闻其状。岐伯曰：伤寒一日，巨阳受之。巨阳者，诸阳之属也，其脉运于风府^{穴名}，故为诸阳主气也，故头项痛，腰脊强。二日阳明受之。阳明主肉，其脉侠鼻，络于目，故身热，目疼而鼻干，不得卧也。三日少阳受之。少阳主胆，其脉循胁络于耳，故胸胁痛而耳聋。三阳经络皆受其病而未入于脏者，故可汗而已。四日太阴受之。太阴脉布胃中，络于嗌，故腹满而嗌干。五日少阴受之。阴脉贯肾络于肺，系舌本，故口燥舌干而渴。六日厥阴受之。厥阴脉循阴器而络于肝，故烦满而囊缩。曰：治之奈何？岐伯曰：治之各通其脏脉，病日衰而已。其未满三日，可汗而已。其满三日，可泄而已。其病两感于寒者，一日则巨阳与少阴俱病，则头痛口干而烦满。二日则阳明与太阳俱病，则腹满身热不欲食，谵语。三日则少阳与厥阴俱病，则耳聋囊缩而厥，水浆不入，不知人，六日死。三阴三阳，五脏六腑皆受病，荣卫不行，五脏不通，则死矣。帝曰：五脏已伤，六腑不通，荣卫不行，如是之后，三日乃死。何也？岐伯曰：阳明者，十二经络之长也，其血气盛，故不知人，三日其气乃尽，故死矣。其不两感于寒者，七日巨阳病衰，头痛少愈；八日阳明病衰，身热少愈；九日少阳病衰，耳聋微闻；十日太阴病衰，腹减如故，则思饮食；十一日少阴病衰，渴止不满，舌干已而嚏；十二日厥阴病衰，囊纵少腹微下，大气皆去，病日已矣。

《生气通天论》曰：苍天之气，清净则志意治，顺之则阳气固，虽有贼邪，弗能害也。此因时之序。故圣人传精神，服天气，而通神明。失之则内闭九窍，外壅肌肉，卫气散解，此谓自伤，气之削也。阳气者，若天与日，失其所，则折寿而不彰，故天运当以日光明。是故阳因而上，卫外者也。因于寒，欲如运枢，起居如惊，神气乃浮。因于暑，汗，烦则喘喝，静则多言，体若燔炭，汗出则散。因于湿，首如^①裹，湿热不攘，大筋软短，小筋弛长，软短为拘，弛长^②为痿。因于气，为肿，四维相代，阳气乃竭。阳气者，烦劳则张，精绝辟积^③，于夏使人煎厥。目盲不可以视，耳闭不可以听，溃溃乎若坏都，汩汩乎不可止。阳气者，大怒则形气绝，而血菀于上，使人薄厥。有伤于筋，纵，其若不容，汗出偏沮，使人偏枯。汗出见湿，乃生痤痱。膏粱之变，足生大丁^④。劳汗当风，寒薄为皶，郁乃痤^⑤。阳气者，精则养神，柔则养筋，开阖不得，寒气从之，乃生大偻。陷脉为瘘^⑥，留连肉腠。荣气不从，逆于肉理，乃生痈肿。魄汗未尽，形弱而气烁，穴俞以闭，发为风疟。风者，百病之始也，清净则肉腠闭拒，虽有大风苛毒，弗之能害。病久则传化，上下不并，良医弗为。

风客淫气，精乃亡，邪伤肝也。因而饱食，筋脉横解，肠澼为痔。因而大饮，则气逆。因而强力，肾气乃伤，高骨乃坏。

《阴阳应象篇》曰：春伤于风，夏生飧泻。夏伤于暑，秋必痎疟。秋伤于湿，冬生咳嗽。冬伤于寒，

---

① 如：原作"于"，据《素问·生气通天论》改。
② 软短为拘，弛长：此六字原脱，据《素问·生气通天论》补。
③ 积：原作"则"，据《素问·生气通天论》改。
④ 足生大丁：据《素问·生气通天论》原文，此后有"受如持虚"四字。
⑤ 痤：原作"痱"，据《素问·生气通天论》改。
⑥ 瘘：原作"痿"，据《素问·生气通天论》改。

春必病瘟。

《脉要精微篇》曰：五脏者，中之守也，中盛脏满，气胜伤恐，声如从室中语，气之湿也。言而微，终日乃复言者，此夺气也。衣被①不敛，言语善恶不避亲疏者，神明之乱也。仓廪不藏者，是门户不要也。水泉不止者，是膀胱不藏也。得守者生，失守者死。

五脏者，身之强也，头目者精明之府，头倾视深，精神将夺矣。背者胸中之府，背曲肩随，府将坏矣。腰者肾之府，转摇不能，肾将惫矣。膝②者筋之府，屈伸不能，行则偻附，筋将惫矣。骨者髓之府，不能久立，行则振掉，骨将惫矣。得强者生，失强者死也。

又曰：风成为寒热，瘅③成为消中，厥成为癫疾，久风为飧泻，脉风成为疠。

《阴阳别论篇》曰：二阳之病发心脾，有不得隐曲，女子不月；其传为风消，其传为息贲者，死不治。三阳为病发寒热，下为痈肿，及为痿厥腨㾂；其传为索泽，其传为癫疝。一阳发病，少气善咳善泄；其传为心掣，其传为隔。二阳一阴发病，主惊骇背痛，善噫善欠，名曰风厥。二阴一阳发病，善胀心满善气。三阳三阴发病，为偏枯痿易④，四肢不举。

阴结者，便血一升，再结二升，三结三升。阴阳

---

① 衣被：原作"披"，据《素问·生气通天论》改。
② 膝：原作"脉"，据《素问·生气通天论》改。
③ 瘅：原作"痹"，据《素问·脉要精微》改。
④ 易：原作"阳"，据《素问·阴阳别论》改。

结邪，多阴少阳曰石水，少腹肿。二阳结谓之消，三阳结谓之隔，三阴结谓之水，一阴一阳结谓之喉痹。阴搏阳别谓之有子。阳加于阴谓之汗。阴虚阳搏谓之崩。

三阴俱搏，二十日夜半死。二阴俱搏，十三日夕时死。一阴俱搏，十日平旦死。三阳俱搏且鼓，三日死。三阴三阳俱搏，心腹满。发尽不得隐曲，五日死。二阳俱搏，其病温[①]，死不治，不过十日死。

《平人气象论》曰：目裹微肿如卧蚕之状，曰水。溺黄赤安卧者，曰黄疸。食已如饥，曰胃疸。目黄曰黄疸，面肿曰风，足肿曰水。黄疸，暴病。癫疾厥强，久逆之所生也。五脏不平六腑闭，寒之所生也。头痛耳鸣，九窍不利，肠胃之所生也。

《宣明五气论》曰：五味所入：酸入肝，辛入肺，苦入心，咸入肾，甘入脾，是谓五入。

五气所病：心为噫，肺为咳，肝为语，脾为吞，肾为欠为嚏，胃为气逆为哕为恐，大肠小肠为泄，下焦溢为水，膀胱不利为癃，不约为遗溺，胆为怒，是为五病。

五脏所恶：心恶热，肺恶寒，肝恶风，脾恶湿，肾恶燥，是谓五恶。

五脏化液：心为汗，肺为涕，肝为泪，脾为涎，肾为唾，是谓五液。

---

① 病温：原作"气滥"，据《素问·阴阳别论》改。

五脏所主：心主脉，肺主皮，肝主筋，脾主肉，肾主骨，是谓五主。

五脏所藏：心藏神，肺藏魄，肝藏魂，脾藏意，肾藏志，是谓五藏。

五劳所伤：久视伤血，久卧伤气，久坐伤肉，久行伤筋，久立伤骨，是谓五伤。

五邪所乱：邪入于阳则狂，入于阴则痹，搏阳则为癫疾，搏阴则为瘖，阳入于阴则静，阴出之阳则怒，是谓五乱。

《举痛论》曰：百病皆生于气也。怒则气上，喜则气缓，悲则气消，恐则气下，寒则气收，炅则气泄，惊则气乱，劳则气耗，思则气结。九气不淆，何病之生？岐伯曰：怒则气逆，甚则呕血及飧泄，故气上矣。

《阴阳应象篇》曰：善治者治皮毛，其次治肌肤，其次治筋脉，其次治六腑，其次治五脏。治五脏[①]者，半死半生也。

病之始起者，可刺而已；其盛也，可待衰而已。因其轻而扬之，因其重而减之，因其衰而彰之，其高者因而越之。其下者，引而竭之。中满者，泻之于内。其有邪者，溃形以为汗。其在皮毛者，汗而发之。其剽悍者，按而收之。其实者，散而泻之。血实宜决之，气虚宜掣引之。形不足者补之以气，精不足者补之以味。有余者泻之，不足者补之。高者抑之，下者举之，

---

① 治五脏：原脱，据《素问·阴阳应象大论》补。

坚者削之，客者除之，劳者温之，结者散之，留者攻之，燥者润之，濡者燥之，急者缓之，散者收之，逸者行之，惊者平之，上者下之。摩之浴之，薄之却之，开之发之，适事为故。治热以寒，温而行之。治寒以热，凉而行之。治温以清，冷而行之。治清以温，热而行之。故消之削之，吐之下之，补之泻之。久新同法。

发表不远热，攻里不远寒。

帝曰：妇人重身。毒之何如？岐伯曰：有故无殒亦无殒也。大积大聚，其可犯也，衰其大半而已，过者死。

帝曰：郁之甚者，治之奈何？曰：木郁达之，火郁发之，土郁夺之，金郁泄之，水郁折之。然调其气，过者折之，以其畏也_{所谓泻之}。

岐伯曰：治病大法，寒者热之，热者寒之，微者逆之，甚者从之。帝曰：何谓逆从？曰：逆者正治，从者反治。从少从多，观其事也。帝曰：何谓反治？岐伯曰：热因热用，寒因寒用，塞因塞用，通因通用，必伏其所主而先其所因，其始则同，其终则异。帝曰：论言治寒以热，治热以寒，而方士不能废绳墨而更其道也。有病热者，寒之而热。有病寒者，热之而寒。二者皆在，新病复起奈何治？岐伯曰：诸寒之而热者取之阴，诸热之而寒者取之阳，所谓求其属也。服寒而反热，服热而反寒，治其旺气，是以反也。曰：不治旺而然者，何也？曰：不味至味属也。

《至真要大论》曰：上淫乎下，所胜平之。外淫乎内，所胜治之。秘阴阳所在而调之，以平为期。正者正治，反者反治。

《五常政大论》曰：必先岁气，无伐天和。无盛盛，无虚虚，而遗人夭殃。无致邪，无失正，绝人长命。无伐化，无违时，必养必和，待其来复。此之谓也。

临证审表里

表证

系外感风寒，头痛发热，看有汗无汗。

脉浮紧而有力，无汗，则为表实，宜汗而发之。

脉浮而无力，有汗者，则为表虚，宜和而解之。

里证

系内伤，劳倦，饥饱，思虑，恼怒所致，亦头痛发热，但头不甚痛，或痛或不痛，热亦有时退息，间而作之，此皆内伤证也。或有汗，或无汗。

沉脉而有力为邪盛，脉沉而无力为正气虚。

不读本草歌

不读本草，焉知药性？专泥药性，决不识病。

假饶识病，未必得法。识病得法，工中之甲。

能穷素问，病受何气？便知用药，当择何味。

不诵十二经络歌

不诵十二经络，开口动手便错。
不通五运六气，检遍方书何济？
经络明，认得标。运气明，认得本。
求得标，只取本。治千人，无一损。

本草五味

酸为木化气本温，能收能涩味肝经。
苦因火化气终热，能燥能坚心脏丁。
甘始土生气化湿，能开缓渗从脾行。
辛自金生气带燥，能散润濡通肺窍。
咸从水化气生寒，下走软坚足肾道。
淡之其为五行本，运用须知造化要。

妊娠禁服

蚖斑水蛭及虻虫，乌头附子配天雄。
野葛水银并巴豆，牛膝薏苡与蜈蚣。
三棱代赭芫花麝，大戟蛇脱黄雌雄。
牙硝芒硝牡丹桂，槐花牵牛皂角同。
半夏南星与通草，瞿麦干姜桃仁通。
硇砂干漆蟹甲爪，地胆茅根莫用好。

药宜六陈

药有六陈，陈久者良。狼茱半橘狼毒、茱萸、半夏、橘皮，枳实麻黄。

药有十八反

本草名言十八反，半蒌①贝蔹及攻乌半夏、瓜蒌、贝母、白及、白蔹与乌头相攻。

藻戟遂芫俱战草，诸参辛芍叛藜芦。

药有十九畏

硫黄元是火之精，朴硝一见便相争。

水银莫与砒相见，狼毒最怕密陀僧。

巴豆性烈最为上，偏与牵牛不顺情。

丁香莫与郁金见，牙硝难合京三棱。

川乌草乌不顺犀，人参又忌五灵脂。

官桂善能调冷气，若逢石脂便相欺。

大凡修合看逆顺，炮熛炙煿要精微。

---

① 蒌：原作"夏"，据文义改。

用药法象

天有阴阳彰六气，温湿①凉寒总于四。

地有阴阳化五行，生长收藏成五味。

轻清成象亲乎上，重浊成形本乎地。

辛甘发散气为阳，酸苦涌②泄阴为味。

清之清者发腠理，阳中之阳厚之气。

清之浊者实四肢，阳中之阴薄气使。

浊之浊者走五脏，阴中之阴乃厚味。

浊之清者归六腑，阴中之阳薄味尔。

辛散酸收淡渗泄，咸软苦泻甘缓急③。

横行直达要精详，五味之能须悉别。

身半上病药取根，身腰已下稍宜用。

根升稍降合天真，述类象形堪妙应。

炮炙制度剂所宜，熟升生降毒须制。

药味专精大得能，新陈粗细择须备。

汤散丸方分两铢，君臣佐使从其制。

服药有法及有期，升降浮沉补泻之。

重轻气味施当审，勿伐天和岁气时。

---

① 湿：疑为"热"之误。

② 涌：原作"漏"，据文义改。

③ 急：原作"结"，据文义改。

经脉流注

肺寅大卯胃辰经，脾巳心午小未中。
申膀酉肾心包戌，亥三子胆丑肝通。

十二经纳甲

甲胆乙肝丙小肠，丁心戊胃己脾乡。
庚属大肠辛属肺，壬属膀胱癸水脏。
三焦亦向壬申寄，包络同居入癸方。

病 机 略

病本十形，风寒暑湿，燥火二分。内伤外伤，内积外积，六气四因，病气以明。气固形实，形虚中风，或为寒热，或为热中，或为寒中，或为历风，或为偏枯，半身不遂，此率多痰，或属血虚。在左死血，在右属痰。痰壅盛者，口眼㖞斜，不能言语，皆用吐法。气虚卒倒，降痰益气。火热而甚，燥热潮热，随经治之。阴虚补虚，勿骤凉治。轻可降散，实则可泻。重者难疗，从治可施。中寒感寒，阴毒阴逆，四肢厥冷，腹痛唇青，退阴正阳，急可温中。伤寒所致，痉病有二。发热恶寒，头颈项强，腰脊反张，口噤面赤，瘛疭如痫，有汗柔痉，无汗名刚。春伤于风，夏生飧泄。

夏伤于暑，秋必痎疟。秋伤于湿，冬生咳嗽。冬伤于寒，春必病温。夏月身热，汗出恶寒，身重脉微，渴乃中暍。春时病温、瘟疫瘟毒、瘟疟风瘟，脉症分异，五种疾因。中湿风湿、暑成湿瘟，三种可别，湿热可分。寒痰脚气、食积劳烦，要知四症，乃似伤寒。伤寒之病，见中风脉；中风之病，得伤寒脉。大小青龙，治例必识。调卫调荣，斯须两得。疟本伤暑，或痰有食。老疟疟母，久则羸疲。三日一发，病经一岁；间日发者，受病半年；一日一发，新病所以。连二日发，住一日者，气血俱病。或用截法，或随经治。嗽多感寒，当分六气。六本一标，病机所秘。风热与寒，随证治之。暑燥清金，湿则利水。有声无痰，有痰咳少，痰可降蠲，咳徐本治。喘有气虚，或因①痰壅，或因气逆，或倚息使。痢本湿热，或因食致，腹痛下血，后重不利。治可通散，勿便涩住，湿热未消，成休息痢。泄泻多湿，热食气虚。如本脾泄，胀而呕吐，洞泄不禁。肠泄则疼，瘕泄不便，后重茎痛。胃泄色黄，食饮不化。《太素》分五：溏泄鹜泄，飧濡滑泄，渗秘阑门，涩实对症。疸乃湿热，盒曲相似。消渴热因，水肿气致，自汗阳虚，盗汗阴虚。东垣有法，对症可施。头风头痛，有痰者多，血虚与热，分经治可。头眩眩晕，火积其痰，或本气虚，治痰为先。腰痛湿热，本或肾虚，或兼瘀血。胁痛多气，或肝火盛，或有死

---

① 因：原作"用"，据文义改。

血，或痰流注。瘰瘵阴虚，癫狂阳炽。呕吐咯衄，气
虚脉洪，火载血上，错经妄行。溺血便血，病同所因。
梦遗精滑，湿热之乘。便浊本热，有痰或虚，白浊属
卫，赤浊属荣。热极成淋，气滞不通。血虚惊悸，气
虚耳聋。哕因胃病，疝本肝经。痿惟湿热，气弱少荣。
厥多痰气，虚热所乘。手麻气虚，手木湿痰，或死血
病。霍乱吐泻，感风湿暍。心痛脾痛，阴寒之设。气
热烦劳，令人煎厥。气厥太甚，使人薄厥。浊气在上，
即生䐜胀；清气在下，即生飧泄。阴火之动，发而喉
痹；阳水变病，飧泄乃是。三阳病结，乃发寒热。下
生痈肿，及为痿厥。二阳之病，病发心脾，男子少精，
女人不月。一阳发病，少气善泄，心火不宁，其动若
掣。三阴俱寒，结气化水，痿阳不足，四肢不举。二
阴一阳，胀满善气；二阳一阴，病发风厥。结阳肢肿，
结阴便血。荣虚卫寒，病乃肉疴。肾虚身冷，名为骨
痹。肉疴不仁，骨痹腰痛，寒客在上。胃寒肠热，水
谷不化。痞满而泄，热气居上。肠寒胃热，消谷善饥，
腹胀便涩。蕴热怫郁，乃生诸风。风寒与湿，合而成
痹。膏粱之变，饶生大丁。荣气不从，逆于肉理，乃
生痈肿。疮疡凭脉，治不可惑。身重脉缓，湿胜除湿。
身热脉大，燥热发肿。退热凉荣，眩晕动摇。痛而脉
弦，降痰去风。气涩卫滞，燥渴脉涩，补血泻气。食
少恶寒，脉紧细者，宜泄寒水。辨经分部，详审为治。
湿热生虫，水积痰饮。目痛赤肿，散火凉荣。牙痛断
宣，寒热亦别。五脏本病，热争熏痞；六腑不和，留

结为痛。五脏不和，九窍不通。腑脏相移，传变为病，不可胜纪。间藏者存，传其所生，七传者死，传其所制，五脏有积，肝积肥气，肺积息贲，心积伏梁，脾积痞气，胸积奔豚。骨痿少气，臌胀发蛊。中满郁痞，开提其气，升降是宜。胃气之虚，虚极变病。五乱互作，东垣所论。王道所学，一虚一实，五实五虚。五劳七伤，六极乃痿；五郁七情，九气所为。怒则气上，喜则气缓，悲则气消，恐则气下，寒则气收，炅则气泄，惊则气乱，劳则气耗，思则气结。忧愁思虑，甚则伤心；形寒饮冷，过则伤脾。恚怒气逆，上则伤肝；饮食劳倦，甚则伤脾。坐卧湿地，强力入水，故乃伤肾，此乃气动。形神自病，喜怒不节，劳形厥气，气血偏盛。阴阳相乘，阴胜阳病，阳胜阴病。阳胜则热，阴胜则寒。重寒则热，重热则寒。寒则伤形，热则伤气；气伤则痛，形伤则肿。先痛后肿，气伤形也；先肿后痛，形伤气也。阴阳变病，标本寒热。如大寒甚，热之不热，是无火也。热来复去，昼见夜伏，夜发昼见，时节而动，是无火也，当助其心。如热而甚，寒之不寒，是无水也。寒动复止，倏忽往来，时动时止，是无水也，当助其肾。内格呕逆，食不得入，是有火也；病呕而吐，食入反出，是无火也。暴逆注下，食不及化，是有火也。溏泄而久，止发无常，是无水也。心盛生热，肾盛生寒，又热不寒，是旡火也。寒不得热，是无水也。寒之不寒，责其无水；热之不热，责其无火。热之不久，责心之虚；寒之不久，责肾之少。

审察病机，无失气宜。纪于水火，余气可知。妇室病多，带下赤白。癥瘕癫疝，气血为病。经闭不行，或漏不止。经过作痛，虚中有热。如不及期，血热乃结。过期血少，闭或血枯。淡者痰多，紫者热故。热极乃结，调荣降火。调理妊娠，清热养血。一当产后，如无恶阻，大补气血。虽有杂症，以末治之。

五 郁

木郁达之为吐越，火郁发之为汗泄。
夺土下利令无壅，金泄渗利解表同。
水郁折其充逆尔，治之大体须明此。

伤 寒 例

伤寒一日在太阳，头颈项痛腰脊强。
二日阳明传已受，身热目疼鼻干候。
三日少阳胸胁痛，耳聋俱病在表经。
三阳经络或一病，未入于脏实汗证。
四日阳极传太阴，腹满嗌干脉近沉。
五日少阴转向里，口燥舌干渴不已。
六日病经循厥阴，烦满囊缩热剧深。
三阴已病即当下，若重感之未易疗。
何知病为两感寒，太阳病与少阴连。
头痛口干烦满渴，荣卫不通腑脏兼。

阳明即与太阴病，腹满身热食不进。
谵语传见二日中，三日少阳与厥阴。
耳聋囊缩更又厥，水浆不入不知人。
五脏已伤六腑闭，荣卫不行瘥和滞。
凡此之际宜切思，温汗吐下须仔细。
其不两感病传者，七日太阳病且愈。
以下一日退一经，六经病愈脏脉通。
至十二日大邪尽，病人神爽气血平。
若感异气变他病，大法当如治坏证。
表之表者大发汗，表之里者下且缓。
里之里者下即通，里之表者润渍同。
边当尽脉阴阳理，表里因之勿妄攻。

望闻审切例

医门理法至玄微，大要胸中有转旋。
望闻审切四件事，缺一偏枯不备全。
第一看他神气色，语言轻重起和眠。
谦体即知腰内苦，攒眉头痛与头眩。
手不举兮肩背痛，步行艰苦脚间疼。
久手按胸胸内痛，按中脐腹痛相连。
但起不眠痰火热，贪眠虚冷使之然。
面壁踡身多是冷，仰身舒挺热相煎。
身面目黄脾湿热，唇青面赤冷同前。
第二应声清与浊，鉴他真语及狂言。

声浊即知痰壅滞，声清寒内是其原。
言语真诚非实热，狂言号叫热深圣。
称神说鬼踰墙屋，胸膈停痰证号癫。
更有病因循日久，音声遂失命归泉。
三问病因经几日，日间便利几审行。
饮食少多宜冷热，更兼多少不同论。
饮食稍通容易治，不进之时疗必难。
喜冷定知心内热，好温乃属脏中寒。
尿色赤黄真内热，尿清定是冷相干。
切脉总归为次第，浮沉迟数病之端。
四事略陈通梗概，举隅善反一同看。

水火分治歌

肝胆由来从火治，三焦包络都无异。
脾胃常将湿处求，肺与大肠同湿类。
肾与膀胱心小肠，寒热临时旋商议。
恶寒表热小肠温，发寒表热心肾炽。
十二经，最端的，四经属火四经湿，
四经有热有寒时，攻里解表细消息。
里热里寒宜越竭，表热表寒宜汗释。
湿同寒，火同热，寒热到头勿两说。
六分分来火热寒，寒热中停真浪舌。
热寒格拒病机深，亢则害兮承乃制。
紧寒数热脉正邪，标本求之真妙诀。

休治风，休治燥，治得火时风燥了。
当解表时莫攻里，当攻里时莫解表。
表里如或两可攻，先后内外分多少。
治湿无过似决川，此个筌蹄最分晓。
感谢轩岐百世恩，争奈醯鸡笑天小。

三阴三阳标本分治

少阳从本为相火，太阴从本湿土坐。
厥阴从中火是家，阳明从中湿是我。
太阳少阴标本从，寒热二气相包裹。
风从火断汗之宜，燥与湿兼下之可。
万病能将火湿分，制开轩岐无缝锁。

禁 针 穴

禁针之穴要先明，脑户囟会及神庭。
络却玉枕角孙穴，颅囟承泣随承灵。
神道灵台膻中忌，水分神阙及会阴。
横骨气卫手五里，箕门承筋并青灵。
更加臂上三阳络，二十二穴不可针。
孕妇不宜针合谷，三阴交内亦通论。
石门针灸应须忌，女子终身无妊娠。
外有云门并鸠尾，缺盆客主人莫深。
肩井深时人闷倒，三里急补人还平。

禁 灸 穴

禁灸之穴四十五，承光哑门及风府。

天柱素髎临泣上，晴明攒竹迎香数。

禾髎颧髎丝竹空，头维下关与脊中。

肩上心俞白环俞，天牖人迎共乳中。

周荣渊液并鸠尾，腹哀少商鱼际位。

经渠天府及中冲，阳关阳池地五会。

隐白漏谷阴陵泉，条口积鼻兼阴中。

伏兔髀关委中穴，殷门申脉承浆忌。

活人指掌赋

伤寒为病，反复变迁。赖先师究详之遗旨，成后学为治之良诠。太阳则头痛身热脊强。阳明则目痛鼻干不眠。少阳耳聋胁痛寒热，呕而口为之苦。太阴腹满自利，尺寸沉而津不到咽。少阴舌干口燥，厥阴烦满囊拳。

一二日可发表而散，三四日可和解而痊，五六日便实方可议下，七八日不解又复再传。日传二经，病名两感；经传六日，应无一痊。太阳无汗，麻黄为最；太阳有汗，桂枝可先。小柴胡为少阳之要领；大柴胡行阳明之秘坚。至三阴则难拘定法，或可温而或可下；宜数变以曲全生意，或可方而或可圆。

阳证下之早者，乃为结胸；阴症下之早者，因成痞气。发狂为血畜于内，又大便之极实；发黄为热积于中，兼小便之不利。微喘缘表之未解，喘满而不恶寒者当下而痊；微烦为阳之相胜，烦极而反发厥者乃阴所致。狐惑盖缘失汗，虫食脏及食肛；蛔厥却缘多饥，虫攻咽及攻胃。渴乃烦多，瘼为热炽。阳明内实，则为寒热往来；太阳中风，因作刚柔二痉。衄血虽为欲解，动阴血，为厥竭之忧；厥利虽若寻常，反能食，有除中之忌。阴厥脉沉而细，初缘利过；阳厥脉滑而沉，始因便闭。治阳则芒硝、大黄；治阴则附子、姜桂。

风温汗不休，当用汉防己；胸痞利不止，宜服禹余粮。并病归于一经，邪不传兮，表解疾愈；战汗分为四证，阳胜阴兮，热退身凉。咳逆者，羌活、附子；腹痛者，桂枝、大黄。微虚相搏，则为短气；劳食再复，乃成内伤。阳明皆恶寒而唇口燥，白虎为最；少阴身体痛而筋肉惕，真武至强。将欲发狂，先出头汗；始因火迫，终至亡阳。渴欲食水，水入即吐者，五苓散；燥欲漱水，水入不下者，犀角汤。

大青龙兼理风寒，小承气正蠲潮热。不得眠而烦躁甚，鸡子入于黄连；但有热而呕哕频，姜汁加于竹叶。一七瓜蒂散，吐伤寒中脘痰涎；三物桃花汤，理少阴下利脓血。厚朴、半夏，治腹痛为便宜；葱白、麻黄，理头痛为至捷。调温毒可用黑膏；散赤瘼当行紫雪。吐血者须煎黄连、柏皮；咽痛者通用猪肤、柑

桔。三白散虽云颇峻，散结胸寒实中焦；十枣汤固非
泛常，治痞满痛连两胁。

　　大热错语呻吟干呕者，黄连解毒；脉迟热多寒少
血弱者，黄芪健中。汗之过多，悸动而惕；下之先
时，懊憹在胸。旋覆代赭，理心痞而噫不息；桂麻各
半，疗身痒而汗不通。劳复身热，汤名猳鼠粪；肠垢
脐热，药用白头翁。疫疠者，春夏秋冬各有法，须用
十全九证；百合者，行住坐卧皆不足，号为百脉一
宗。多眠身犹灼热，风湿可用葳蕤；不眠心蕴虚烦，
敛汗必须酸枣。手足挛搐，当求牛蒡根；咳嗽生痰，
宜行金沸草。不可汗本有数种，动气与风湿脉虚；不
可下自非一端，动气与阳浮在表。湿证不可汗伤，霍
乱多缘热恼。温病发于春夏，要须柴葛以解肌；奔豚
协逐寒邪，多用桂苓为可保。乍寒微热名似疟，不
呕、清便必自愈；脐痛引阴多脏结，下利、白苔不可
医。口燥咽干，虽少阴下不可缓；肉𥆧筋惕，发动气
汗以致羸。阳明与少阳合病，脉弦者名曰负；伤寒与
热病将痊，食多者号曰遗。自汗有风瘟湿瘟，若亡阳
则术附可用；身痛有表证里证，若阴毒则四逆尤迟。
脾约者，大便难而小便涩，治用大黄、枳壳；协热
者，小便涩而大便利，须用黄连、当归。呕吐有寒有
热，寒则当温，热则当解；谵语有虚有实，实则可
下，虚不可为。阳毒则狂瘫烦乱，以大青、升麻可回
困笃；阴毒则唇青厥逆，以正阳甘草或拯颠危。发厥
时胸烦尤甚，此脏气厥而精神散；大汗后身热愈加，

名阴阳交而魂魄离。生死之关，阴阳是主。阳脉见于阴经，其生也可知；阴脉见于阳经，其死也可许。土衰木旺则为贼，能无克制之灾；水升火降则为和，会见欢欣之举。缘伤寒传变之不常，非杂病径直而可取。

卷之三 风集

病机药性歌赋①

明·东臬　徐春甫　著
后学　男　良名　正
太学生　孙　本诚　校
遵化廪生门人　刘尔科　点校

中风证歌

中风大率主乎痰，口眼㖞斜语话难。
痰涎壅盛窒而痦，半身不遂四肢瘫。
诸家之论须详辨，古人俱系作风看。
河间主火东垣气，丹溪主湿皆须参。
真中风邪起西北，湿痰内发生东南。
须知中腑着四肢，脉浮为表风寒医。
中脏唇缓滞九窍，气寒不语多昏危。
中血脉则口眼歪，又有中经亦要推。

---

① 病机药性歌赋：原作"病机歌"，据目录改。

六经无证溺调和，肢不能持语不开。
中经之候乃如是，各经分治莫胡猜。
左为死血少血干，痰与气虚俱右边。
七情所伤为气中，将息失宜虚所缠。
脉微迟缓因于气，若浮而大风调理。
浮而虚者此为虚，或滑而沉痰疾治。
浮迟虚兮可回生，急大实数为凶议。
气虚卒倒用参芪，痰涎盛者吐之宜。
血虚四物为之主，竹沥二陈痰可施。
气如弱者四君子，愈风汤续命汤风能舒。
若欲预却何方法，愈风丹子堪扶持。

伤风证歌

伤风之候身发热，脉缓而浮自汗出。
合口不开气亦岔，面光不惨恶风别。
桂枝汤可治伤风，九味羌活功最捷。

痛风证歌

痛风走注并无方，上下流行痛怎当。
正气虚兮无所制，须知邪气得相干。
若然风胜痛不已，愈风续命总能安。
湿痰流痛元脾弱，羌活二陈苍术攒。
四物兼加和气剂，血虚夜剧痛随删。

伤寒证歌

伤寒之病祖仲景，即因冬月伤于寒。
其邪自表传于里，六经各证须分看。
脊痛头疼及发热，浮居两寸太阳干。
阳明尺寸脉俱浮，鼻干目痛何能眠。
少阳脉弦两胁痛，呕聋口苦热而寒。
太阴腹满亦自利，尺寸沉兮咽少津。
少阴尺寸俱沉细，须知口燥舌尤干。
厥阴之脉多微缓，更兼烦满及囊拳。
表里虚实要分别，须察阴阳与寒热。
浮紧恶寒热又多，无汗身疼为表实。
浮缓发热兼恶风，身疼有汗表虚例。
实则麻黄以汗之，虚则桂枝汤甚捷。
沉实谵语便秘结，腹疼潮热为里实。
急则可施承气汤，察证分明无妄说。
寒热自利更腹鸣，里虚须补必安宁。
表里虚实亦要审，浮洪内外热皆生。
表里虚则自汗利，黄芪健中要参增。
内外之伤须细参，虚实殊途莫倚偏。
右手紧盛内所伤，左手紧盛伤于寒。
外感必须遵仲景，内伤必是依东垣。
阳盛阴虚下必愈，阴盛阳虚汗必痊。
汗下一差犹反掌，实实虚虚仔细论。

伤暑证歌

伤暑须知火烁金，脉虚身热汗淋淋。
清暑益气为神剂，五苓_散天水_散亦通神。

暑风证歌

暑风挟火与挟痰，风外二火交相炽。
脉如实者吐之安，火郁发之亦其义。
五苓香薷与益元，桂苓甘露亦能痊。
预却必须元气壮，四君_汤生脉_汤是为然。

湿 证 歌

东南卑下多生湿，雨泽云蒸属外因。
西北地高无水气，乳酥曲芽内因成。
更有脾虚停湿饮，斯为不内外之因。
实土调脾须补剂，却兼利水始安宁。
病症腰沉头似裹，声如瓮出四肢痛。
甚则虚浮通胀满，必先开_{开鬼门}，出汗_{洁洁净府}，利小便次参苓_散。

燥 证 歌

燥证血虚为之主，金中有火难生水。
在上作渴甚为消，在下秘结二便涩。
肌肤揭皱白屑生，毛发焦黄枯槁竖。
滋金养血治之端，燥热之方尤可忌。

火 证 歌

五行各一火有二，君相之名由此立。
又兼五脏五志中，每以烦劳动至燧。
始因七情五味生，寒凉之力泻其实。
久则脾虚泻愈燔，虚宜从治求其弊。
丹溪滋阴特一端，益肾之源必须备。
表热里热亦要识，汗下虚实宜分别。
郁燥清发两须知，大虚参术同姜桂。

瘟疫证①歌

天行时气为瘟疫，病者皆然为苟别。
主治须知法有三，降而补散为之则。
参连芩梗人中黄，苍附子军防滑石。

---

① 证：原脱，据目录补。

六气所伤皆致病，三因内外分明识。
瘟家之脉散难名，随其脉状分诸经。
若浮而大按无力，补中带表随时宁。
运气五瘟丹最妙，可依方制却通神。

大头风瘟证歌①

大头湿热在高巅，阳明邪热使之然。
其实少阳之相火，各随部位药之痊。
大黄栀子芩连滑，普济消毒散堪为丸。
病在上者徐徐服，须知缓急依经言。

郁　证　歌

郁证原由思虑深，更因脾气弱而凝。
虽云五郁兼六郁，总是虚兮气不行。
壮者气行何可郁，怯而气滞着之名。
五郁经明昭五法，汤名六郁亦相因。
七情为病还应省反观内省是也，正气虚兮补剂真。

脾胃证歌

脾为五脏之主宰，胃为六腑之大源。
脾胃健时元气盛，自然无病可相仍。

---

① 歌：原作"诀"，据目录改。

但凡六气来相袭，盖因元气欠周旋。
邪气伤虚不伤实，一经脾弱病来缠。
有缘治病攻之过，脾胃寝虚病莫痊。
饮食日少气血损，急宜回首救其元。
补中益气六君子，更宜兼用健脾丸。
杂病各随调理法，要皆元气为之先。

内伤证歌

内伤饮食与劳形，饥饱房劳过用心。
发热头疼还似疟，乍凉乍热若寒侵。
误用伤寒攻疟药，斯人焉得不伤生。
东垣辨论须详读《内外伤辩脾胃论》，肯綮精明不
误人。

伤食证歌

伤食头疼身或疼，恶心嗳气腹中膨。
吞酸痞满皆其候，寒热往来病剧增。
或吐或泻恶饮食，保和消导胃苓分。
右手脉来弦又急，食伤脾胃不安宁。
宿食尚存宜用吐，下焦胀痛泻须行。
寒用理中温补剂，丁香豆蔻佐之平。
宿酒所伤兼食滞，葛根解醒加味灵。

呕吐哕证[①]歌

呕吐有声兼有物，无物有声因谓哕。
有物无声胃受伤，有声无物脾家诀。
脾胃若是两皆伤，声物兼全无别说。
诸呕吐酸皆属火，寒热积痰兼气血。
脉浮而大火之由，沉迟微涩冷之例。
滑数而躁因于痰，芩连二陈尤可啜。
客寒犯胃理中汤，虚则参苓兼附术。
肝火出胃抑青丸左金丸是也，气逆而呕痰郁结。

嗳气嘈杂吞酸恶心证歌[②]

嗳因痰火郁中焦，香附栀连橘半消。
嘈杂乃火动其痰，二陈姜栀芩连加。
吞酸为热为痰火，左金丸与二陈夸。
恶心只为痰凝胃，橘半栀连总一家。

翻胃证歌

翻胃由来饮食伤，脾虚气弱转输难。
健脾安胃汤须记，久病高年不可躺。

---

① 证：原脱，据目录补。
② 证歌：原脱，据文义补。

一时暴吐缘因火，锁日翻来盖是寒。
养胃温中丁豆蔻，本来饮食焙焦干。
胡椒姜汁熬羹服，此是神仙造化方。

嗝噎证歌

嗝噎之病由血干，热痰滞气膈间藏。
脉大无力气必虚，数而有力热相干。
数而无力或涩小，此是血虚取分晓。
关沉滑大即为痰，沉而涩者气郁扰。
四物四君调气血，内观自养为良诀。
痰用二陈更加减，气则疏通与开结。
金水二气相扶持，取忌辛香兼燥热。

痞满证①歌

痞满胸中塞闷名，外多胀急内多形。
不能舒气脾之故，湿热痰凝总是因。
痰热二陈连枳实，脉虚补气自流行。
姜黄豆蔻辛为佐，从治由来法更神。
又有伤寒下之早，因而成痞结胸云大小陷胸汤。
不宜妄下伤元气，吐法施之大概驯。

---

① 证：原脱，据目录补。

肿胀证①歌

诸湿肿满起于脾，补中行湿要先施。
身腰已上肿须汗，身腰已下利须知。
若还泻利多伤气，补肾实脾散两可资。
中满分消丸宜少用，五苓散八物汤名地黄除。
沉数渴烦还是热，沉迟不渴以寒揆。
浮洪缓大可以治，沉细虚微不可医。
不肿四肢单腹胀，中空外急臌名之。
十死一生难治理，若能调补或无危。

积聚癥瘕证②歌

五积六聚有根由，积不移兮聚暂游。
积为五脏积之久，聚为六腑不常留。
癥块不移因积至，瘕为假物亦成尤。
五脏积名虽有象心积伏梁、肝积肥气、肺积息贲、脾积否气、肾积奔豚，大都攻泻实中求。
虚者攻之还病甚，必须详悉始能瘳。

---

① 证：原脱，据目录补。
② 证：原脱，据目录补。

疸 证 歌

疸因湿热积之深，盦曲之形以致成。
医者不须分五种，大小温中较重轻。
胃苓渗湿汤为之主，汗下通津仔细论。

咳嗽证[①]歌

咳乃有痰而无声，嗽乃有声而无痰。
世医不明多反说，用方由此遂乖张。
咳缘脾湿痰涎盛，治以二陈利湿汤。
嗽乃肺金之火郁，或因寒束要端详。
火郁分清兼润燥，风寒发散味温良。
咳嗽有痰并有声，肺脾两脏要相因。
须分新久与虚实，攻补清温有重轻。
实者青芩桑杏荪，治虚百合味五味子款兜苓。
虚劳八物胶阿胶知麦，琼玉膏和二至评。

喘 证 歌

喘急由来火烁金，是知肺气受邪侵。
气随火上因而喘，顺气清金庶可宁。

---

① 证：原脱，据目录补。

亦有湿痰为气逆，导痰汤宜用合千缗汤。
风寒外束而喘者，三拗汤须知五积散灵。
劳倦气虚攻代过，补中益气汤更多神。
脉虚微涩气短促，生脉汤宜合二陈。

咳逆证①歌

咳逆之候因火升，直冲逆上有声鸣。
木旺土衰挟相火，痰与阴虚亦有因。
不足有余须别究，参芦汤吐实堪平。
补中益气虚宜用，痰火二陈栀与芩。
丁香柿蒂惟暂止，虚火须知八味丸神。

哮证歌

哮证主肺由于痰，吐法施之当自安。
未作必须扶正气，已发须要辟邪干。
黄芩利膈清金散，却以紫金夺命丸。

疟疾证②歌

夏伤于暑秋发疟，正气与邪相击搏。
一日一发邪气轻，间日一发为虚疟。

① 证：原脱，据目录补。
② 证：原脱，据目录补。

枉气旦临血晏临，于阳为热寒为阴。
并则作兮离则止，医者于斯要识真。
弦数之脉乃为热，若来迟缓是寒侵。
暑则人参加白虎汤，痰用二陈柴与芩。
四兽虚寒久可瘳，清脾饮实热始初求。
常山截疟补之后，少阳和解小柴胡。

霍乱证歌

霍乱之候非鬼神，内积外伤乖戾至。
脉状隐伏乃为常，涩而数者难调理。
洪而滑者热中来，若滑而弦为食滞。
六和汤理中汤本良方，先用盐汤吐为美。

泻泄证歌

春伤于风夏飧泄，痰火积滞兼湿热。
沉而迟者乃为寒，沉而数者热因别。
气虚参术芍升麻，湿以四苓加二术。
痰积豁之吐亦宜，食积必须疏道之。
伤食泄者胃苓散，夏月桂苓甘露饮奇。
泻若火矣须升固，虚而滑脱涩之宜。

痢疾证^①歌 古名滞下，今从俗作歌

利属湿热与食积，须辨青黄赤白黑。
纯白而来气所伤，血受病兮因是赤。
气血俱病赤白兼，食积为黄是真的。
纯血来者亦如之，黑者须知为死血。
宛如豆汁湿中来，勿妄以白为寒测。
通因通用具经文，消积泻湿初荡涤。
初而重者承气汤，轻则黄芩芍药方。
气血俱虚为八物，随时处置乃为良。
必以岁气为之先，气运脉状须同参。
脉大身热为难愈，微而小者为易安。

痰饮证歌

痰饮人人悉有之，日食饮食出于脾。
惟能健运痰涎少，颇有虚兮运化迟。
五味偏多痰饮盛，火多痰浊结成饴 稠痰成块是也。
脾虚积聚斯为饮，清水时吞积似糜。
治饮却宜多橘半，治痰清火乃为奇。
健脾顺气乃治本，渗湿行痰总是宜。
怪证百般医莫测，隐君主论要详知。

---

① 证：原脱，据目录补。

气盛痰涎转运行，更无形迹病来侵。

若还脾困而气滞，痰饮随之便着凝。

或痒或麻或痛痹，或留肌瘕结瘤瘿。

皮间肿痛燔如火，心下寒停冷似冰。

流注胁间成痞积，行来髀髋作酸疼。

或如棉絮如梅核，或似桃胶蚬肉形。

吐不出而咽不下，分明郁积在于膺。

或时喘嗽心嘈杂，呕吐痰涎碧靛青。

攻上头时旋运倒，目瞤口噤耳中鸣。

咽喉闭塞牙关紧，噫气吞酸呕逆频。

夜卧不宁奇怪梦，游风肿痛并无名。

健忘怔忡时惊悸，颠走痴呆不识人。

久泻槁枯形积垢，中风瘫痪失声音。

女人带下男儿浊，经水愆期赤白淋。

荏苒遂成劳瘵病，风痫瘈疭又挛筋。

周身习习如芒刺，一线寒牵脊背心。

如斯怪证缠绵病，都是痰涎里面生。

诸气证歌

人之有生惟是气，谷气入胃元气裕。

若是元气一损伤，斯人必是为之毙。

医流惟有李东垣，轩岐之下阐其秘。

著为脾胃论昭明，丹溪谬说火之炽气有余便是火，
此朱丹溪之谬说也。

至今谬传气有余，时医乐用苦寒泻。

大凡气病各随宜，当以调和为之剂。

过于发泻气必伤，胃气一坏命必亡。

医不杀人惟保胃《经》曰：有胃气者生，无胃气者死，补中益气实神方。

局方七气汤流气饮，用于实者此为良，

若与虚人宜酌量，勿伤元气要端详。

吐血证歌

吐咯之血因于热，错经妄行而反溢。

轻者身凉脉又微，重则脉大而身热。

大要凉血与顺气，补阴抑阳治之的。

四物山栀及童便，犀角地黄汤可啜。

急则治标花蕊散，茜根十灰散止血。

咳血证歌

咳唾之血亦恶证，血虚身热又痰盛。

鸡苏散治吐中红，八物咳血为神圣。

咯血四物地黄膏，圣饼七珍功立应。

痰涎血歌

痰涎之血出于脾，葛根甘草芍药芪。

舌上无故出血者，掺以槐花莫待迟。

溺中来者膀胱火，发灰四物兼山栀。
小蓟饮子效虽速，牛膝芍药功尤奇。

鼻衄血歌

鼻衄多为肺火升，有因督脉火乘金。
地黄犀角丹皮芍，白虎汤山栀扁柏君。

齿血证①歌—名牙宣

齿牙或痛或出血，阳明经热须分别。
或有风兮或有湿，或是血热或是气。
实热承气汤入黄连，清胃汤中加减例。
大寒犯脑白芷散，牙胀肿者砭之功。

下血证歌

下血皆因虚与风，阿胶四物榆栀同。
干姜虚者为之佐，下陷升提必有功。

虚劳证歌

虚劳之病细消详，须分各部及阴阳。
酒色内伤多致此，五劳七损总能伤。

---

① 齿血证：原作"牙齿痛"，据目录改。

脉数无力损真阴，大而无力伤于阳。
阴虚四物加知柏，补阴丸药实良方。
四君子汤专补气，补中益气久劳伤。
上焦阳弱用天雄，下部须还附子攻。
髓竭当归生地杞，肺虚五味二门冬。
心怯茯神参四物，肝虚补血更加芎。
元气虚兮参术主，脾胃调和气血融。
体瘦肌消声哑哑，脉来细数命将终。

恶寒发热证歌

恶寒之候属阴虚，恶寒非寒明热证。
亢则害兮承乃制，火极似水尤分明。
热之而寒取之阳，须知抑火为良方。
寒之反热取之阴，壮水之主镇阳光。
阳平阴秘春常在，水火相交岂有伤。

头眩证歌

诸风眩晕乃肝木，气血痰火亦头眩。
热数血涩痰脉滑，气虚浮大补汤煎。
痰用二陈苍术曲，血虚四物可当先。
半夏白术天麻剂，痰火兼虚总可痊。
通身眩晕不能起，元气虚惫卒何言。

头痛证①歌

头痛多缘气血虚，有兼痰火必须知。
风寒偶感而头痛，发散芎苏效最奇。
风火清空膏甚妙，血虚头痛必芎归。
劳役补中兼益气，天麻汤痰厥并虚宜。

头风证歌

头风在右为痰热，左则为风兼少血。
风则荆防羌苒宜，血虚四物滋阴诀。

心痛证歌 即胃管痛

心痛须分久与新，暴婴寒气必须温理中加茰、桂、
良姜。

若还痛久多成郁，郁久因而作热蒸栀子仁汤。

大实痛时难以按沉香化滞丸，按之痛减是虚论六君
子汤。

但凡蛊痛能多食，脉涩须知死血因玄胡索、牡丹皮、
郁金之属。

真痛在心无药治，讹将胃脘当心疼。

---

① 证：原作"候"，据目录改。"头风""心痛""腹痛""胁痛""腰痛"
诸证同，不另注。

腹痛证歌

腹痛原来有五因，有寒有热积相乘。
有因气血宜甄别，虚实还将补泻评。
寒者理中加桂附，脉微迟缓效通神。
热须芩芍为之主，积脉弦多泻剂灵_{木香槟榔丸是也}。

胁痛证歌

胁肋疼时总属肝，或虚或实或因痰。
脉沉气郁须开导_{四磨饮、左金丸之属是也}，微涩由来
死血干_{玄胡、青皮之属}。
食积一条常硬起，肝虚痛在胁稍间。
若然燥痛肝经火_{龙胆泻肝汤、左金丸之属}，干胁之疼
治最难<sub>酒色之人劳损太过，胁下一点痛不止，为干胁痛，为
必死之证。调补气血尚难奏功，若误泻之即死</sub>。

腰痛证歌

腰痛多缘肾气虚_{煨肾酒、青娥丸}，风寒湿热总因之。
天阴作痛还为湿_{羌活胜湿汤}，寒湿疼时喜热除<sub>磨腰
膏、茰、桂、破故纸之属</sub>。
挫闪板疼难俯仰_{桃仁承气汤是也}，日轻夜重郁难舒。
或因肾者兼劳役_{肾着证}，腰重痛如带五千钱，肾着汤

寄生汤俱可医。

诸疝证①歌

疝之为病七般名，血气狐癫寒水筋。
内是肝经原有热，外因寒湿却相侵。
睾丸肿痛牵连腹，有如瓜瓤或蛙声。
要知轻重分寒热，惟灸三阴交最灵。
盖是三阴经所豁，何如独说厥阴经。

脚气证②歌

脚气风寒湿热瞿，往来寒热竟参差。
腿跗肿痛热如火，堪笑粗工当疟医。
当归拈痛初时剂，久则虚兮郁可知。
汗利过多宜补益，补中益气总相宜。

自汗盗汗证歌

自汗阳虚湿热蒸，阴虚盗汗血之名。
自汗参芪桂枝佐，六黄当归六黄汤盗汗效如神。

---

① 证：原脱，据目录补。
② 证：原作"候"，据目录改。

厥 证 歌

厥分六证要详明，寒热尸蛔痰气因。
总是郁中不能达，四肢厥逆冷如冰。
热厥脉数大便秘，却宜承气下之宁。
寒厥脉微因泻久，本方自有理中温。
痰厥还须开郁结，二陈香附最相因。
大都尸厥为危急，口噤唇青立毙人。
苏合丸姜汤调急灌，还须正气散辟邪侵。
蛔厥追虫为有药，辛酸为剂下之平。

癫狂证歌

癫狂二证为阳炽，积火凝痰膈上成。
癫疾登高弃衣走，语言错乱不知人。
药以流金膏承气汤类，甚者三行始可平。
狂病自贤还自贵，从容笑语猖为邻。
药用化痰丸兼定志丸，羚羊犀角滚痰丸真。
七情所致仍相制，方法须知要两存。

痫 证 歌

痫证从来有五般，不须五畜只因痰。
或兼风火为之郁，行动翻然倒路旁。

口中涎沫如汤沸，手搐如兮角反张。
解火疏风痰饮去，早行吐法自安康。

痿 证 歌

痿证多缘肺热生，故云治痿取阳明。
泻南补北斯为治，肝血亏兮筋不荣。
补肾必须兼气血，清心寡欲可能行。

痹 证 歌

痹证虽云五脏干，大都因湿与风寒。
袭人经络而成痹，肢肿肤顽筋又挛。
麻木不仁五痹汤治，重轻虚实要相当。
有兼痰郁亦为痹，麻木同然要悉详。

三消证歌

消渴缘因郁火成，二阳燥证水亡金。
上消饮水兮休歇，肺火如同热釜云。
中消饥甚食不已，胃火消熔饭莫停。
下消肾热膏成便，养血生津总是真。
治上参归间白虎汤，生津甘露本方神。
治中承气三黄制，实下滋阴六味灵六味地黄丸。

目病①证歌

目痛须分久与新，初然红肿热相侵。
疏风降火兼凉膈_散，五味偏多大饮人。
久病中年时患目，斯人必定要滋阴。
平肝补肾为之主，六味_丸八味_丸要相因。
翳膜浮云须点药，推云散子信能清。
还睛_丸之剂真奇效，达者尤宜细酌斟。

耳病证歌

耳聋痰火少年医，老病由来气血微。
少阳厥阴_{二经}风火炽，补攻尤要得相宜。
滚痰_丸龙胆_汤肝经药，实者咸需不可迟。
阴虚耆老滋阴主，八味_丸六味_丸制须知。

鼻渊证歌

鼻渊寒热两分明，寒袭伤风涕嚏频。
发散芎苏_散宜八味_{八味}羌活汤，姜煎微汗遂安宁。
肺热鼻渊清或浊，清金凉肺石膏芩。
薄荷荆芥青皮饮，甘桔玄参汤见太平。

---

① 病：原作"痛"，据目录改。

口病证①歌

口中之病亦多端，心热口苦脾热甘。
肾热口咸胃热淡，肺热辛兮肝热酸。
又有伤寒狐惑证，却缘虫蚀口唇疮。
上唇为惑虫食脏，下唇曰狐虫蚀肝。
黄芩汤细辛汤方有二，实热生疮凉膈汤。
凉药过多疮不愈，必须从治桂姜良。

咽喉舌证歌

喉舌之证皆痰火，须分缓急与多少。
微而轻者缓药之，急而甚者砭之可。
若还喉痹吐为奇，桐油射干急可施。
硝黄泻实通凉膈，虚以四物加芎归。
雄黄解毒痰如窠，金玉能开二钥匙。

淋浊证歌

淋浊之候是如何，热结膀胱小便膏。
解热清膀栀滑石，四君益气又调和。
芎归小蓟汤血淋药，下陷升提法自高。

---

① 证：原脱，据目录补。

小便闭癃证歌

癃闭皆因气血凝，热痰血气要分明。
必须吐以提其气，水自流兮气自行。
气服参芪还探吐，血虚四物可相亲。
痰用二陈兼理气，外须熨法即熏蒸。

梦遗证歌

梦遗之病热相煎，精滑须知湿热乘。
气血因虚难固守，流通为热理皆然。
梦与人交精便泄，补心丹共养神丸。
虚者益之以八物，若然固涩芡樱煎。
榆皮牡蛎莲花蕊，并为正品制宜先。

大便秘结证歌

大便秘结为虚热，火多血少兼气结。
脾约之证亦如斯，大便秘而小便竭。
胃中伏火润肠丸，脾约开脾结自释。
麻仁丸子理肠风，承气下之清实热。
津液不足地黄丸，七宣桃仁能破血。
若还虚秘厚朴汤，巴豆牵牛休妄啜。
润燥清金本是真，宽肠养血无他说。

痔漏证歌

痔家为病起何因，饱食因而伤胃循。
筋脉横解致肠澼，木乘火势却刑金。
风燥湿热四邪袭，肠风下血酒于成。
升麻枳壳槐角子，脏连丸子奏功深。

脱肛证歌

脱肛肠热气下陷，八物升提始可宁。
若然胃火加连柏，涩剂煎汤洗自平。

疮疽证歌

膏粱之变生大疔，痛痒疮疡心火属。
荣气不从逆肉里，阴阳相滞而停蓄。
润者为痈深者疽，要分经络治之宜。
肿痒内托可消散，既溃补之不可羁。
内托消毒夺命剂，须分虚实重轻施。
溃久不收虚旨甚，十全大补莫教迟。

疠风疮证①歌

疠风之候最难医，极恶邪风莫顾瞿。
病者须臾眉发落，肌肤时溃烂如糜。
五荤酒醋油盐酱，患者坚心尽戒之。
清表攻里煎丸剂，汗渍依期要妙师。
愈后期年远酒色，方能杜拔病根除。

虫②证歌

胃中湿热本生虫③，寸白长蛔各不同。
少则亦缘消宿食，但多腹痛不堪容。
脾虚补剂兼消导，切莫拘然急用攻。
痛甚面青连胃脘，口涎流逆直来冲。
追虫鹤虱雷丸楝子根之属，锡末槟榔力可通。
续以保和常可服，自然脾健得乎中。

血崩证歌

阴虚阳搏为崩中，虚则下陷热流通。
急则治标十炭散，参芪四物补收功。

---

① 证：原脱，据目录补。
② 虫：原作"蛊"，据目录改。
③ 虫：原作"蛊"，据文义改。

升提固涩亦要药，三十六方秘在中。

带下证歌

带浊多为湿热凝，脾虚胃弱不能升。
色兼赤白如垂带，血气凝停浊郁成。
白属气兮赤属血，休说有寒而有热。
湿痰下陷要分清，久则多虚宜补益。

胎产候歌

妊娠养血与清热，四物条芩君白术。
一经产后体便虚，必须大补其气血。
恶寒发热病来侵，气血两虚诚要分。
右手脉虚宜补气，左手不足血虚真。
若还腹痛兼有块，是为儿枕血瘀凝。
饮食或伤宜曲蘖，不须消泻自安宁。

小儿证歌

小儿之病最难医，口不能言辨是非。
惟在揣摩而推测，听声察色探其微。
虎口脉纹定凶吉，三关通度曷能为。
紫脉为风红感热，青为惊证白疳推。
若有黑纹为中恶，应知黄色属脾虚。

大都脾与肝经病，吐泻惊疳四者医。

少见多病是惊风，急慢须分治不同。

若是忽然惊证至，斯为疾热实堪攻。

脾虚泻久而惊至，是知虚寒慢证风。

急则可施金枣类_{金枣化疾为五仙丹之属}，慢惊须补四君逢乌蝎_{四君子汤}。

切惟豆疹何以致，胎感淫邪大毒炽。

或为母气浊斯成，寒热击搏感时出。

毒之轻者痘必稀，若还稠甚解毒宜。

人参解毒_{散犀角地汤}，色红黑者热宜清。

白者必须先补气_{异攻散}，中黑陷而外白起。

气血相兼细调理，初然微汗亦无妨，微泻在先亦无忌。

痘出不宜汗与泻，急服保元汤固济。

若还烦热发渴多，赤黑最宜凉药剂。

五运六气要略歌

先立之年乃知气，死生由此而推已。

苟或罔知年所之，斯亦不足为医矣。

木火土金水五运，一年化令行天地。

甲己化土南政君，丙辛属水乙庚金。

丁壬化水戊癸火，此为北政八年循。

然有不及与太过，岁运不和乖气错。

土太过兮水湿行，肾水受邪需浊生。

治之之法孰为先，阴湿补肾自然安。
金运过兮燥气胜，肝木受邪燥病生。
更于治法用何剂，却以清燥滋肝经。
水运过则又何法，寒气大行寒病作。
心火受邪安可宁，逐寒补心存大药。
木太过兮怎生推，须知此运风有余。
脾土受邪风病发，平木又补脾家虚。
火太过兮多热气，肺金受邪多热至。
调治元来亦有方，须知降火而滋肺。
不足之运亦须参，胜复淫乘而病起。
未至先至太过令，薄所不胜乘所胜。
至而未至为不及，所至妄行所生疾。
大抵人生天地间，正犹鱼游之于水。
乖气害生冲气息，死生苦乐皆由此。
岁运平兮乃冲气，胜复更作为乖戾。
侮之乘之反受邪，出乎尔者反乎尔。
未有气胜而不复，亢则害兮承乃制。
故曰木亢金乘之，火位之下阴精治。
凡此之例更勾他，皆是五行生克理。

六气司天在泉主病歌

值天之令号司天，主地之化曰在泉。
司天则应前半载，在泉却主下半年。
二气轮流一岁内，四时由此而行焉。

然而大运有不及，岁运不利病相仿。

药　性　赋

寒药性治

升麻[1]　手阳明风邪可散，足阳明齿痛堪瘳。引参芪于上达，升阳气于下流。

葛根　止烦渴，解酒毒之宿楚；主温疟，解肌表之邪浮。

柴胡　治两胁俱痛，少阳可引；退往来寒热，外感宜投。

前胡　主痞满多痰，宽胸利膈；除头疼发热，和解俱优。

甘草　生寒泻火，炙温健脾。和诸药而弗克，解百毒以忘尤。

黄连　泻心火，治肠癖与目疼。兼枳实而痞满自释。

黄芩　清肺金，凉大肠而退热。佐白术则安孕宜求。

黄檗　滋肾阴，泻龙雷之火；治痰厥，安上哕之蛔。

知母　补真阴，退虚劳之热；泻肾火，却有汗

---

① 　升麻：此后原有"兮"字，据文义及全书体例删。

之蒸。

生地黄 止鼻红，而治五心之热。且又凉血，有泻湿热之能。

熟地黄 补阴虚，而益五劳之怯。又补血，而有助精髓之神。

芍药 扶阴而补血止泻，亦收阴血。热而腹痛，行厥太阴。白，安胎而止血；赤，破血以通经。

大黄 走下而泻实，沉降而不浮。夺土郁无壅，定祸乱奚愁。

青皮 削积坚而饮食亦化，破肝气而厥阴自流。

枳壳 化痞塞之痰，宿食亦妙。泻至高之气，积滞堪疏。

枳实 消痞满而化食，破壅滞而痰清。

猪苓 除湿热，清利小水；消胀肿，以痊癫疝。

泽泻 利小便，决无壅滞；退阴汗，庶免淋淫。

木通 利水，而泻膀胱之火。

滑石 通秘，有道窍涩之能。

薄荷 清六阳之会首，发一切之风热。

荆芥 理阳明之头痛，清目热与咽疼。

防风 主一切风湿，去周身发热。除头疼目痛，解肌表之风。

瓜蒌根 能退烦热，止渴清肺。

瓜蒌仁 润肺止嗽，调气和融。

桑白皮 泻肺气，而咳嗽可已。

甜葶苈　定喘促，而浮肿随通。

麦门冬　清金热，而肺弱可扶；止虚烦，而脉微亦复。

天门冬　泻肺火，而燥金能润；平喘嗽，而咳逆收功。

牡丹皮　止吐衄于焦上，散积血于肠中。

地骨皮　退骨蒸之劳热，除盗汗于阴溶。

红花　破产后瘀血，又通经闭而起痘疹。

苏木　攻产后败血，亦行积血以治疽痈。

栀子　清咽而治懊恼，降小肠热结。

桃仁　通经而能破血，润大腑难通。

连翘　泻心火，疗疮疡，而泻六经之热。

地榆　止月经，调血痢，而却下部之红。

石膏　制火邪，清肺金炎烁；夺饮食，除胃火煎熔。

马兜苓　止喘嗽清痰，能清肺火。

枇杷叶　主呕吐渴疾，顺气宽胸。

汉防己　除脚气行十二之经，补膀胱为下湿之治。

海藻　破结消痰，而削坚通秘。

牡蛎　涩精止汗，而崩漏能医。

贝母　治咳嗽而解渴烦，金疮可愈；消老痰而利胸膈，郁气能舒。

沙参　治虚劳之热盛，除蒸止汗；补五脏之阴弱，清肺嗽宁。又治诸疝之绞痛，解疮肿之毒气；散浮风之郁热，消肺火之流金。

玄参　去无根之游火，清咽凉膈；散皮肤之表热，滋肾凉荣。

丹参　清心神而益血，消癥破瘕；通关节之壅塞，削症散瘿。

苦参　疗诸疮湿热，消风散火；除历风疥癞，解毒如神。

桔梗　疗肺痈而利胸膈，清肺气而治咽疼。载诸药之舟楫，清头目之最能。

犀角　安心神而止烦渴，惊痫亦去；解火邪而疗疮毒，风热俱清。

牛黄　治口噤癫狂，安魂定魄。

琥珀　却惊痫悸怖，志满神安。

水银　疗疮疡而除疥虱。

矾石　化痰饮以理喉风。

朴硝　开积聚而停痰可化。

硝石　除烦热而痰结能攻。

胆矾　吐痰饮诸痫，更除热毒。

芦荟　治惊痫癫热，亦杀疳虫。

人粪汁　治热病发狂阳毒。

童男溺　清产后迷闷不通。

槐花　止下血，去大肠热毒。

郁金　开郁结，通气血和平。

竹沥、荆沥　俱为痰用，少食用竹，而能食用荆。

常山　截疟而痰涎立吐。

乌梅　治痢而疟疾兼进。

大戟　疗诸风而利水，泻虫胀以通神。

商陆　利水胀以泻肿，消湿热于无形。

紫草　通窍利水，除腹心之痞；快膨消胀，起痘疹之虚。

白头翁　医小儿头秃膻腥，可痊阴湿疝气；治大人痢疾赤毒，亦止鼻衄崩危。

银柴胡　退骨蒸劳热之苦。

胡黄连　消疳积痞块之疲。

平药性赋①

甘菊花　止两目之泪，去八风首病。

蔓荆子　除巅顶之痛，却风热头眩。

葳蕤　除眦烂于双睛，面黯可灭；理风淫于四末，腰痛能痊。

天麻　治风热之头眩，惊痫可免；主瘫痪而不语，麻痹能宣。

鼠粘子　理腰膝气伤，疮疡毒解；除风湿瘾疹，退热清咽。

郁李、麻仁　利小水而通大便。

三棱、莪术　攻痞块而消积坚。

---

① 赋：捷要本作“治”。

通草　退肿而闭癃舒泰，分水而利窍安然。

阿胶　止嗽止血，可润肺金之燥；补虚补肾，能安胎孕十全。

酸枣仁　治烦心不眠，兼收虚汗；能补中益气，安神镇惊。

茯神　治心虚惊悸，宁心定志。

远志　止心慌急躁，恍惚健忘。

茯苓　利水除湿保脾胃，蠲痰饮；补中益气生津液，滋心肾。赤泻火，白补为长。

北五味　生津液而治虚烦，扶羸止渴；益肾阴而收肺气，嗽愈喘强。

山药　益气补中，去风虚眩晕；强阴实下，补肌肉羸尪。

芡实　健脾养胃，固遗精白浊；健中益肾，滋元气悠长。

紫菀茸　止吐血之喘嗽，治寒热之惊痫。

茵陈　却黄疸湿风，兼祛内热。

豆豉　理伤寒头痛，亦治躁烦。

鳖甲　补虚劳而治骨中之热，理温疟可消腹内之癥。

龟板　补阴虚而回生起死，疗虚损而济弱扶倾。

山楂肉　消肉积宿食，而医儿枕。

枸杞子　能益气补肾，而助精神。

虎胫骨　治产安胎，疗毒风之足痛；坚筋强骨，补虚损以滋阴。

阿魏　主传尸而破虫积，削痞削疳。

银屑　安五脏而定虚邪，镇心宁志。

棕榈灰　止带崩，肠风下血。

花蕊石　止吐血，化血如尘。

人牙齿　起倒塌痘疮，蛊毒亦解。

天灵盖　退传尸劳热，骨蒸可清。

裈裆　安阴阳之易。

乳汁　开眼目之明。

蒲黄　治吐衄唾咳之红，除积血带下；瀹产后儿枕之痛，消血肿通经。生用破血取效，炒熟止血如神。

白硼砂　清咽利膈，治喉痹化痰，明目之效。

大小蓟　益精安孕，止吐衄便红，崩漏之淋。

神曲　消酒积，化痰利膈。

麦芽　消食滞，开胃除膨。

苍术　去湿燥脾，利太阳膀胱疝气而止泻。

木瓜　退浮消肿，理太阴腰腿脚气以通平。

温药性治

香白芷　疏风和表。阳明头痛可愈。皮肤搔痒宜攻。

大枣　和脾助胃。

生姜　止呕温中。

当归　主血，四治俱有：头，止血兮上行；身，养血分中守；梢，破血而下流；全，活血而不走。

川芎 行血海以调经，能生新血；助清阳而上走，头痛能瘳。

人参 益元气以补三焦，肺火颇忌；生津液而止烦渴，热嗽休求。

黄芪 补元气而卫表虚，并收虚汗；退火热而实腠理，内托须谋。

陈皮 去白消痰理气，留白补胃和中。

白术 健脾补胃，君枳实乃消膨妙药；止泻行湿，佐黄芩为安孕良图。

厚朴 去湿调中，而平胃可托；快膨消胀，若多服有耗气之忧。

藿香 止霍乱，能除呕逆；进饮食，开胃须求。

薏苡仁 宁嗽除湿，补肺止泻。壮筋骨以痊脚气，治风痹而免佝偻。

山茱萸 益元阳，除湿痹，而固精补髓；暖腰膝，增气血，而强肾滋阴。

羌活 散太阳诸风，善通关节；退周身寒痛，湿热疏宁。

独活 治掉眩痉强诸风，少阴可引；调一切风寒湿痹，足膝能伸。

僵蚕 祛遍体游风，面黚可去。

秦艽 疗四肢风湿，黄疸兼分。

木香 调气和中，止腹痛最为至速。

槟榔 下行利气，除后重快滞尤宜。

大腹皮 性轻理气，退周身浮肿为功；和胃调中，与紫苏相为表里。

玄明粉 化痰，涤胃中垢积。

钟乳 宁嗽，补下部阳虚。

藁本 治头痛于脑顶之上，散寒客于巨阳之巅。

细辛 治头风头痛。

辛夷 治鼻塞鼻渊。

杏仁 泻肺气，除胸中喘逆；止咳嗽，润六腑留连。

诃子 止痿咳且通津液，愈久痢下脱堪痊。

沉香 和诸气而通天彻地，快郁结而抑阴扶阳。

赤石脂 下胎衣，无推荡之险；固肠胃，有收涩之能。

伏龙肝 治产难，有平和之效；止泻利，调气血之名。

禹余粮 补脾胃之虚，燥湿止泻。

阳起石 助元阳之惫，起痿存真。

石菖蒲 聪耳目，能通心窍。

巴戟天 补精髓，善治腰痛。

威灵仙 除腰膝寒冷之痛，去筋骨湿痹之风。

肉苁蓉 益精气以强，补命门不足。治五劳与七损，疗脚气奇功。

牵牛 除湿利水，消肿极速；行气破血，虚疾难攻。

艾叶　劈风寒而温内，灸百病以多功。

半夏　除湿痰以开胃，妊娠禁多服。和脾土止呕吐，诸饮喜相逢。

菟丝子　补肾虚而固精滑。

破故纸　益元阳以起痿癃。

小茴香　治膀胱寒热疝气，暖腰膝虚损湿风。

鹿角胶霜　补精益髓，起一切虚劳之证；安胎止痛，扶百损大药之功。

款冬花　治虚劳久嗽，救肺气于惫萎。

罂粟壳　疗肺痈痰咳，固脾泻于滑通。

热药性治

附子　理六腑之沉寒，浮而不降；治三阴之厥冷，热则流通。

川乌　散寒邪而除冷积，破冷气而治冷壅。

草乌　逐风湿以通经络，利风痹而理偏风。

吴茱萸　疗咽喉噎塞之寒，腹疼甚效；治胸中窒闷之冷，心痛宜攻。

干姜　生，逐寒而散表；炙，温胃以守中。

天雄　补上焦之阳乏。

侧子　主痈肿与湿风。

红豆蔻　止膈上之吞酸，佐黄连立效。

益智仁　能温中而益气，同草果收功。

白豆蔻　退目云而消肺中滞气；治胸冷而益膈上阳充。

丁香　除腹内冷痛，翻胃同治；消痰癖止呃，霍乱能攻。

砂仁　开脾胃而消宿食。

香附　导滞气而解郁中。

麻黄　逐寒邪而发表；根止汗以固逢。

桂枝　佐黄芪以固表，治虚腠而伤风。

肉桂　补肾虚而降火，治虚火有从甚之功。

胡椒　治朝食夕吐，开胃口之痞满。

荜茇　敌胃寒嗝噎，止呕吐而安中。

胡芦巴　强肾固精，助阴虚之不足。

淫羊藿　壮阳起痿，健筋骨于老翁。

鹿茸　性纯阳，能补肾虚固冷；气辛热，最滋精髓盈充。

雀卵　补阴虚，且壮元阳不足；助子嗣，咸宜男妇同功。

硫黄[①]　助阳益嗣，止下带速效。

花椒　强阴黑发，消寒疝无踪。

---

① 硫黄：捷要本无"硫黄、花椒"两条。

卷之四　雨集

诸证要方歌括

　　　　明·东臬　徐春甫　著
　　　　后学　男　良名　校正
　　　　太学生　孙　本诚　书
　　　　同郡门人　黄凤至　点校

第一中风门[①]

救暴厥卒倒方法歌

卒厥南星半夏菖，木香苍术细辛甘。

姜煎一剂调苏合，全蝎加时可散痰。

先用半星辛角末，鼻中吹入嚏声还。

即将前药频频灌，口噤乌梅肉最良。

将来共捣星辛末，中指揩牙口自张。

记取此歌能济世，何忧死去不回阳。

发表**小续命汤**十一味治中风，半身不遂，口眼㖞斜，手

---

　　① 第一中风门:捷要本作"中风门第一"，五字均为大字。此后各门标题均
如此，不另注。

足战掉，语言謇滞。此方发表通经络，为疏风第一之剂。

小续命汤参附子，防风芍药桂黄芩。

麻黄芎杏甘防己，瘫痪诸风效若神。

理气**八味顺气散**　**人参顺气散**十一味。

八味顺气四君汤，乌药青陈白芷藏。

人参顺气甘陈术，桔芷芎麻芍朴姜。

豁痰**省风汤**五味，治中风，痰盛挟热，手足抽掣，口眼歪邪。

省风星半与防风，甘草黄芩五样同。

挟热有痰须此药，中风挛急始能攻。

养血**大秦艽汤**十六味，治中风，血弱不能养筋，故手足不能动，舌强不能言。

秦艽羌独石膏芩，白芷防风与细辛。

养血荣筋无出此，八珍汤中减去参。

理气**乌药顺气散**十味，治中风，骨节疼痛，四肢麻木，语言蹇涩，手足不随。宜服此疏气道，后随证投以风药。

乌药顺气并陈皮，桔梗麻黄枳壳随。

芎草僵蚕姜枣佐，干姜火炮内温脾。

平治**愈风汤**二十七味，初觉风动顿服此药，不至倒仆。治未病之圣药也，中风证内外邪气已除，用此药行导诸经，大风毒去，荣卫调和，不复再作。

愈风汤用大秦艽，知母柴苓桂杜麻。

枳壳薄荷杞地骨，人参甘菊蔓荆加。

平治**羌活愈风汤**三十三味，调理诸经风证，或偏枯一肢，或半身不遂。

羌活愈风即愈风，更加苍术茯苓同。

朴前半夏芪防己，二地须知养血功。

治虚**大防风汤**十三味，疏风顺气，活血荣筋，又治痢后脚软不能行，名曰痢风。两脚肿痛，足胫枯小，膝大，名鹤膝，一切风痹、软风、风湿解动，惟此方最妙。

大防风汤八物芪，附羌杜仲炒无丝。

荣筋更有川牛膝，痢后虚风鹤膝宜。

补虚**续命煮散**十四味，治虚人中风，自汗无力，气血两虚，四肢瘈疭，二便清利，此方最宜。

续命煮散半荆防，人参四物桂辛甘。

葛根独活宁神远，自汗虚风实可安。

疏里**搜风顺气丸**十一味。

搜风顺气菟丝防，郁李车前独大黄。

山药火麻牛膝挫，槟榔枳壳共为丸。

第二 伤寒门

太阳表实**麻黄汤**四味，治太阳多汗，脉实者加入石膏，名大青龙汤。

麻黄汤中用桂枝，杏仁甘草四般奇。

恶寒发热身疼痛，一汗随瘥应手施。

太阳表虚**桂枝汤**三味，治太阳自汗加饴糖三匙，名小建中汤。加黄芪，名黄芪建中汤。本方加升麻、葛根，名葛根汤，治太阳阳明合病，无汗恶风，身体疼痛之证。

桂枝汤内药三般，芍药甘草一处攒。

若把二方相合用，方名各半治伤寒。

和解少阳**小柴胡汤**五味，治少阳往来寒热，心烦善呕，耳聋胁痛者。

小柴胡汤只五般，半夏人参一处攒。

更有黄芩与甘草，少阳和解号神方。

解里阳明**升麻葛根汤**四味，治阳明证，脉大数，头疼发热作渴，面赤口干，目痛不眠者。

升麻葛根汤芍药，甘草①面赤口鼻干。阳明经可记。

大柴胡汤六味。

大柴胡汤便不通，大黄枳实芍能攻。

黄芩半夏加姜枣，表里兼之治有功。

解表**五积散**治四时感冒，头痛发热，恶寒内伤，呕吐腹胀者。

五积散中桔梗多，麻黄枳壳二陈和。

芎归并朴干姜桂，苍术还同芍药罗。

解表**十味芎苏散**治四时感冒，头疼发热，代麻黄汤用，亦要药也。

十味芎苏芷葛根，二陈柴桔要相停。

身疼羌活寒加桂，热甚黄芩按证增。

解表**十神汤**治冬时感寒，此药平稳。

十神汤内紫苏陈，甘草川芎白芷升。

干葛麻黄香附芍，风寒发散效如神。

和解**参苏饮**十一味，四时感冒兼内伤证，咳嗽发热头疼。

参苏饮内二陈汤，桔梗前胡枳壳香。

---

① 甘草：此后原衍"四"字，据文义删。

干葛枣姜煎热服，伤寒疑似最堪尝。

和解**藿香正气散**十一味，治感冒呕吐，山岚瘴气，头疼发热恶寒，似疟非疟。

藿香正气二陈为，白芷紫苏大腹皮。

桔梗前胡厚朴术，引加姜枣汗为奇。

和解**人参败毒散**十味，治四时感冒，疫疠通用，有汗伤风，身体疼痛，脉实恶风，口干，日晡恶寒发热。加防风、荆芥，名荆防败毒散。

人参败毒桔芎苓，甘枳双胡二活分。

和解**八味羌活汤**解释：妙方，平和极当，胜于九味羌活汤。

八味羌活桔防芎，枳壳柴芩白芷同。

八味最佳于九味，当年易老未曾工。

小柴胡汤半表里，少阳和解喜相逢。

发散表里俱实证，防风通圣亦多功。

解表**九味羌活汤**一名冲和汤，治四时感冒，不正之气，时医稍为称为神方。

九味羌活地黄芩，苍术防风与细辛。

甘芷川芎诸痛愈，四时解利颇称神。

和解**消风百解散**六味，治四时感冒，咳嗽声重或喘促。

金沸草散七味，治感冒热甚有痰嗽。

消风百解穗陈苍，白芷麻黄炙草姜。

金沸前胡星半穗，赤苓旋覆草麻黄。

发表清里**解利两感神方大羌活汤**十三味，治太阳与少阴俱病。欲发表则有里，欲攻里则有表，故经曰：两感于寒者死不治。世云此方能治，不伤表里。甫此惟不伤表里，恐亦未能奏功也。若果能治，仲景岂不制方？姑存之以为同志者审焉。

解利两感号神方，甘草芩连及地黄。

二活二防辛二术，川芎知母亦平常。

荣卫**大青龙汤**七味，治风寒两感，荣卫通用方。 **小青龙汤**八味，表里兼证可用。

七味大青龙，风寒荣卫通。

八味小青龙，停水喘咳用。

小青龙即桂枝汤，辛半麻黄五味姜。

表证未除干呕哕，竭而喘满此为良。

阳明清里**竹叶石膏汤**七味，治阳明汗多而渴，或利，饮水即吐，瘥后作渴用。

竹叶石膏汤有参，门冬半夏草加临。

须寻粳米生姜汁，止渴除烦效亦神。

清里**黄连解毒汤**四味，大热干呕，谵语呻吟，不得眠，汗下之后宜用此。 清里**凉膈散**七味，治病后余热不除而燥者。下后热尚不退，脉实，宜用此方。

黄连解毒汤，三黄①加栀子。

凉膈草栀芩，硝黄薄翘耳。

攻里**大承气汤**四味，除去芒硝名小承气汤。治胃实不大便，发热烦渴，谵语，三焦俱实，痞满燥实坚全，故用厚朴、枳实苦寒去痞泻满，芒硝咸以软坚，大黄苦寒泻热，此为三焦俱实而用也。 攻里**小承气汤**三味，上焦受伤则成痞满，用厚朴、枳实去痞，大黄泻实热，除去硝则不伤下焦血分之真阴

---

① 黄：原作"补"，误，据文义改。

也，此为上焦实热用之。　攻里**调胃承气汤**三味，加杏仁名桃仁承气汤。邪在中焦，则有燥、实、坚三证，甘草和中调胃，芒硝润燥，大黄泻实，不用枳实、厚朴以伤上焦之元气。

攻里**桃仁承气汤**五味，为中焦瘀血积热，故用桃仁、肉桂二味破之。亦不用厚朴、枳实者，恐伤上焦也。

大承气汤攻里实，硝黄朴实四般寻。

狂言汗热兼微满，减却芒硝即小承。

调胃只缘甘草得，桃仁承气桂相因。

清膈**大陷胸汤**三味，治大结胸，手不可按者。　**小陷胸汤**三味，治小结胸，手按之微痛者。　破血**抵当汤**四味，治积血结胃之证。

大陷胸汤大结胸，硝黄甘遂喜相逢。

小陷胸汤小结胸，黄连半夏瓜蒌同。

抵当汤平血结胸，桃仁水蛭虻黄虫。

温里**理中汤**四味，治三阴自利，腹痛寒多，不渴而呕，或四肢厥冷用此。

理中甘草用干姜，白术人参是泛常。

若是内中加附子，便名附子理中汤。

救里**四逆汤**三味，治即病太阴，自利不渴，及三阴脉迟沉细涩，身体痛。

四逆回阳附子君，干姜火炮炙甘臣。

三阴寒厥回阳剂，一服须臾立可生。

救里**真武汤**五味，治即病阴证，伤寒脉微细，身痛。或发少水汗，以致筋惕肉瞤而用之。

真武汤中术附苓，干姜芍药厥阴温。

三阴寒证须宜此，顷刻回阳立复生。

调和解俙**百合散**六味，治伤寒百合病，汗吐下后，月余不解，似寒非寒，不热非热，欲坐不坐，欲卧不卧，默默无所之，饮食欲美不美，将变成渴疾。　解俙**百合知母汤**二味。

百合天花牡蛎栀，麦冬甘草竹姜豉。

只将百合同知母，二味施之却亦奇。

清表**阳旦汤**桂枝汤加黄芩。　**阴旦汤**桂枝汤加干姜温里。

阳旦汤名何所因，桂枝汤内加黄芩。

阴旦只缘寒在内，干姜加入此其神。

第三　暑门

清补**清暑益气汤**十五味，脉大身热汗出者，得知伤暑。

清暑益气葛参归，炙甘黄柏泽升芪。

二皮二术神冬味，脉虚身热伏中宜。

清暑**香薷饮**三味。　**十味香薷饮**清暑，兼补脾胃。

香薷厚朴白扁豆，霍乱吐利伤暑宜。

十味香薷陈扁豆，四君厚朴木瓜芪。

清暑和中**六味汤**十一味

六味半夏杏砂仁，茯苓甘草藿香参。

木瓜扁豆香薷朴，霍乱虚烦立可平。

桂苓甘露饮十一味，治伤暑湿及霍乱吐泻。

桂苓甘露饮，葛泽四君同。

石三香有二，治暑获奇功。

缩脾饮六味，解伏暑，除烦渴，霍乱吐泻，脾伤涣散。

缩脾炙草砂仁葛，草果乌梅扁豆君。

白虎汤三味，清肺金，解烦渴。

白虎汤名为石膏，佐之知草总清和。

肺金受暑翻成渴，烦躁无如此剂高。

第四 湿门

茯苓渗湿汤十二味，治湿郁呕吐而渴，身面俱浮而黄，小水不利，不思饮食，不能安卧。

茯苓渗淡泽猪苓，枳实连芩防己茵。

二术青皮栀子炒，能除湿热致脾清。

羌活胜湿汤七味，治湿胜肩背强痛，脊项不可回转，腰如折，顶似拔，皆太阳经湿郁故也。此药用之愈。

羌活胜湿独防风，炙草川芎蔓藁功。

除湿汤①

除湿汤陈苍白术，藿苓半夏朴姜同。

独活寄生汤十五味，治湿郁腰腿痛周身疼。

独活寄生防桂参，杜苓牛膝细辛寻。

须知四物能滋血，此是三因方极神。

当归拈痛汤十五味，治湿热周身痛，肩背沉重，足脚尤甚者。

当归拈痛葛升茵，羌活防风泽泻苓。

二术二参知母草，半生半炒制黄芩。

茵陈五苓散②治湿郁皮黄。　**羌活五苓散**治湿郁身痛。

---

① 除湿汤：原脱，据目录及文义补。

② 茵陈五苓散：此方与其后的羌活五苓散后无歌括。

第五 燥门

润燥汤 九味，一名润肠汤，治大便结燥不通。

润燥升麻二地归，红花甘草大黄煨。

桃麻仁碾须防铁，煎服空心润可回。

通幽汤

通幽即是润肠汤，除却麻仁与大黄。

润肤生血饮 十二味，燥金用事，皮肤燥裂，搔之屑起，甚至血出，口干便秘。

润肤生血酒红花，五味双门二地麻。

归芪芩栀桃仁碾，数服肌肤腻且娇。

生津甘露饮 十七味，治消中能食，渴而饮水，大便秘结。

生津甘露杏桃仁，龙胆升柴母柏芩。

羌活二防红地草，石膏芪蜜酒归身。

脾约麻仁丸 六味，治脾约燥结不润，大便闭。

脾约麻仁与杏仁，大黄枳实厚朴芍。

第六 火门

黄连解毒汤 四味，治诸火。　**凉膈散** 七味，治三焦诸实火。二方并见"伤寒门"。

升阳散火汤 九味，治四肢发热，筋骨之间热，扪之烙手，表里郁火。

升阳散火用升麻，白芍防风葛粉加。

甘草柴胡羌独活，人参虚实不宜差。

泻黄散泻脾胃火，五味。　　**泻白散**三味，泻肺金火。

泻黄散用石膏栀，甘草防风藿叶施。

泻白散因肺火用，桑皮地骨草同医。

导赤散三味，泻心火小肠火。　　**泻青丸**七味，泻肝经火。

导赤散因心小肠，木通生地草为良。

泻青胆草防羌活，栀子芎归与大黄。

左金丸①三味，治肝经之郁火。　　**三黄丸**治三焦之火。

火郁汤八味，治郁火。　　**神芎丸**七味，治三焦实火。

火郁汤元升葛汤，防风羌活柴参良。

神芎滑石牵牛薄，生用三黄滴水丸。

第七 痰门

二陈汤四味

陈皮、半夏、茯苓、甘草治脾胃湿痰之散为主，燥热火痰忌。

导痰汤六味。　　**千缗汤**四味。

导痰原用二陈汤，枳壳南星共一方。

千缗半夏南星并，甘草还同皂角良。

利膈化痰丸

利膈化痰黑半黛，瓜蒌香附炒芩连。

陈皮枳壳煎牙皂，杏贝姜糊蛤粉丸。

---

① 左金丸：此方与其后之三黄丸后无歌括。

滚痰丸

甑里翻身甲挂金大黄八两，于今头戴草堂深黄芩八两。

相逢二八求斤正，硝煅青礞倍若沉沉香五钱，礞石一两。

十七两中零半两，水丸桐子意常真。

千般怪证如神效，水泻双身却不任。

流金膏十一味，治一切痰火咳嗽等证。一方去南星加玄明。

流金膏用大黄蒸，石橘连翘酒片芩。

芎桔薄荷香附贝，胆星须要换玄明。

十枣汤三味，治痰饮、悬饮内痛。　　**三花神佑丸**六味，治痰饮走注，麻木或疼痛，气血俱不宣通。　　**小胃丹**七味，上可取胃膈之痰，下可利肠胃之痰。　　**控涎丹**三味，治痰饮走注，遍身或麻或痛，随气而至，人误认为风。

十枣芫花甘遂戟，三花牵牛大黄加。

小胃大黄黄柏炒，控涎芥子易芫花。

濬川散五味，治诸疾饮，痞满喘闷。

濬川甘遂合牵牛，郁李硝黄实与俦。

支饮留连兼喘肿，汤调一剂遂流通。

舟车丸十味，大治一切实痰饮，湿肿喘满者。

舟车大戟遂芫花，轻粉牵牛总一家。

更有大黄为佐使，香槟青橘气平消。

竹沥导痰丸

竹沥导痰丸橘半，芩连枳壳贝瓜蒌。

石膏甘草同香附，竹沥和丸效实优。

第八 咳嗽门

和剂**参苏饮**十一味，治风寒感冒咳嗽兼虚，方见"伤寒门"。

三拗汤风寒咳嗽声哑。　　**五拗汤**　**五虎汤**治喘嗽，降肺火。　**七拗汤**

三拗风寒嗽失音，麻黄甘草杏仁生。

五拗却加荆与桔，石膏茶叶虎之名。

五味子加姜半夏，汤名七拗言须真。

九仙散治久嗽不已，诸药不效，惟此方收功。　　**九宝饮**新感咳嗽。

九仙散贝粟阿参，五味乌梅桑款桔。

九宝苏陈桑腹皮，三拗薄荷梅与桂。

华盖散十味，治一切发散风寒咳嗽。

华盖双苏赤茯苓，麻黄枳壳杏桑陈。

生姜半夏辛能散，寒嗽须知一服宁。

琼玉散治久嗽虚喘，诸药不效者。有一服则止，甚者三服，忌热物。

琼玉樱诃桑白皮，广陈五倍炙甘宜。

琼玉膏治干咳劳嗽。

琼玉膏中土地汁，参苓为末调和蜜。

芦吸散风寒咳嗽，取有奇功。

芦吸冬花佛耳甘，桂心鹅管五般攒。

碾来须要如尘细，吸入咽喉嗽立安。

治嗽要分肺虚肺实之异，用药当知发散收敛之宜。

肺虚参花款兜铃，实用麻黄桑杏仁。

收敛乌梅诃倍粟，润阿蒌蜜二门噙。

第九 喘门

苏子降气汤七味，治气急喘嗽，不安卧。

苏子降气汤，陈皮厚朴制。

半夏与前胡，当归甘草继。

葶苈大枣泻肺汤二味，治肺实胸漏，上气喘急，身体两目俱浮肿。

定喘汤

定喘原来有妙方，麻黄桑杏草芩良。

冬花白果同苏子，半夏先宜制用姜。

导痰汤　千缗汤二方俱见"痰门"。喘急不能卧，人扶而坐者，一服立止。

第十 咳逆门

橘皮半夏生姜汤五味，治上气痰聚，嗽而虚者。

橘皮半夏生姜汤，人参通草蜜为良。

乳根气海如神穴，姜枣同煎六子方。

柿蒂汤

柿蒂丁香各等分，生姜煎服妙无伦。

十一 脾胃门

人参养胃汤　人参启脾汤

人参养胃藿香果，平胃二陈兼四君。

启脾已上加连炒，曲蘗香砂更倍参。

丹溪保和丸　仁斋保和丸二方利膈消痰，扶脾胃，进饮食，俱好。

丹溪保和橘半苍，山楂神曲连翘卜。

仁斋保和朴实加，芩连二术和香附。

参苓白术散十味，病后泻泄，调理取妙。　　**谷神丸**十味，消痰快气，健脾胃，进饮食。

参苓白术连甘桔，薏苡砂仁扁豆山。

谷神曲蘗青陈壳，棱术砂参附子香。

二陈汤　四君子汤　六君子汤　平胃散

二陈橘半茯苓甘，平胃苍陈朴草姜。

四君参术茯甘划，橘半加之六子汤。

葛花解醒汤十味，治伤酒人呕吐，烦闷不食。

葛花解醒酒病方，白蔻砂仁泽曲香。

二苓参术青皮佐，姜枣同煎立便安。

大健脾养胃丸十二味，大补脾胃虚损，久服元气充畅，百病消除而益寿。

大健脾丸参术苓，香连橘半谷芽仁。

青皮枳实山楂肉，百壳丸名益笑龄。

八仙糕大养脾胃，作糕极便。

参苓芡术干山药，莲肉米仁加白糖。

十二呕吐门

丁香安胃汤

呕吐丁香安胃汤,六君姜藿主其方。

湿痰酒积多清饮,平胃姜连却又良。

理中汤四味,治虚寒呕吐,腹痛甚者加附子。 **治中汤**六味,治肝气呕逆痞满。

理中甘草炮干姜,白术人参是泛常。

加上青陈消痞满,便名六味治中汤。

柿蒂丁香汤亦治呕吐。

十三噎膈门

五噎宽中散

五噎宽中厚朴姜,青陈白蔻木丁香。

砂仁香附兼甘草,汤用姜盐点服良。

嘉禾散二十四味,治噎膈有痰,饮食不进,气逆有痰。

嘉禾廿四六君汤,白蔻砂仁藿木香。

神曲麦芽五味子,槟榔大腹枇杷叶。

丁沉杜仲青皮斛,薏苡随风仔细看。

姜枣煎来除噎膈,非枉柿饼各相当。

十四翻胃门

养胃汤十一味。 **安胃汤**十味，治脾胃虚寒吐食证。
养胃丁香二蔻参，曲芽甘草橘砂仁。
安中椒木丁香橘，草果良姜合四君。

十五霍乱门

理中汤① **治中汤** **五苓散** **六和汤**四方俱治霍乱。
藿香正气散合**黄连香薷饮**并可治霍乱。
不换金正气散二味，治霍乱吐泻转筋，烦渴交作。
不换金之正气散，藿香半夏平胃同。
伤暑转筋成吐泻，枣姜煎服有奇功。
藿苓汤十四味，治内伤外感，受暑霍乱，转筋吐泻。
藿苓枳桔二陈为，桂朴加苏大腹皮。

十六虚损门

补中益气汤八味，内伤脾胃下陷，发热头疼，证似外
感。 **调中益气汤**内伤脾虚，胀满用此。
补中益气倍参芪，归术升柴陈草依。
调中益气除归术，加上苍香理至微。

---

① 理中汤：此方及以下共六方，均无歌括。

八珍汤　加芪桂名**十全大补汤**

十全大补八珍全，芪桂生姜枣共煎。

气血两虚平要补，八珍四物四君兼。

升阳益胃汤　十四味

升阳益胃芍防风，二活柴胡发上功。

白术参芪连泽泻，二陈姜枣共和中。

固本六味丸　即人参固本丸合六味地黄丸，二方合用本原兼神，其妙通玄。

固本人参天麦冬，滋阴生熟地黄功。

牡丹山药山萸泽，茯白坤黄六味同。

天王补心丹　心虚血少，神气不足，恍惚健忘，惊悸，夜卧不宁，宜此。

天王补心丹，三参固本丸。

茯苓神远志，柏子枣仁菖。

甘桔杜仲味，当归百部安。

滋阴大补丸

滋阴大补桔苓菖，远志苁蓉熟地黄。

牛膝山萸山药味，甘州枸杞杜茴香。

加味虎潜丸

加味虎潜归芍地，参芪知柏菟丝阳。

茯苓杜膝酥龟板，枸杞甘山故纸良。

七珍至宝丹

七珍至宝菟丝归，故纸川牛杞子肥。

二首二苓牛乳煮，蜜丸三服法须知。

十七疟疾门

清脾饮九味，治疟热多寒少。
青皮厚朴与黄芩，半夏柴胡草果仁。
白术茯苓甘草炙，热多伤食疟堪平。
四兽饮八味，治寒多热少疟。　**七宝饮**截疟用。
四兽饮中有四君，乌梅草果二陈匀。
七宝常山槟草果，炙甘厚朴及青陈。
加减柴苓汤八味，代清脾饮①治诸疟最好。
加减柴苓治疟神，青皮草果及常槟。
夜来阴疟升提法，加入参归各五分。
金锡②截疟神效。小儿五分，大人七八分。发日黎明调，热多用白水，寒多用姜汤。
　　斩鬼丹截疟，五月五日午时用粽角来丸，用好飞丹加一雄黄碾极细调丸。
　　一方加信一分尤妙。

十八滞下门今名痢疾

　　导气汤八味，治下利脓血，里急后重，日夜多度，用此通。　**升阳除湿汤**六味，通后下坠不愈，用此升之。

---

　　① 金锡：金锡作为药名，罕见记载。明清时期，将未经火炼过的色白有黄晕之生砒称为"金脚砒"，据载有"截疟"之用。据功效及用量看，此"金锡"或为"金脚砒"之隐称。
　　② 清脾饮：原作"青脾汤"，据上文改。

导气汤中归芍芩，大黄连壳木香槟。

升阳除湿防风芍，二术生甘赤茯苓。

四神香连丸初痢一服即愈，重而甚者再服，有积便去亦愈。

四神香连初痢神，空心一服积平分。

借如积甚加倍服，曲突徙薪岂望恩。

胃风汤治久痢水谷不化，或下豆汁及瘀血。　**戊己丸**治腹泻痢，水谷不化最效。

胃风汤是八珍汤，加桂除甘及地黄。

戊己丸中连芍药，吴萸三味共成方。

驻车丸四味，治下痢纯血，久而不愈者。　**大安丸**三味，治泻痢不止，脾虚腹痛多服效。

驻车方用炮姜连，阿末当归醋作丸。

大安术茯蒸为面，白芍为臣醋炒研。

真人养脏汤十味，治久痢虚寒，收涩之圣剂。

真人养脏粟诃参，豆蔻香归芍药停。

肉桂炙甘同白术，更加附子脏寒人。

十九 泻泄门

升阳除湿汤

升阳除湿用升麻，曲蘖胡风陈草加。

泽泻猪苓苍术主，湿多下泻效堪夸。

加味三白散

泻家三白定为君，曲芽苍陈猪泽臣。

豆蔻香连寒热别，升提固涩久宜行。

四神丸治脾泻。

四神脾泻木茴香，故纸为君豆蔻良。

姜枣为丸空旦服，鞠芽曾换二香方。

清六丸益元散加红曲。　**温六丸**益元散加干姜。

清六温六俱益元，红曲干姜各自研。

加入吴萸酸吐愈，芩连二术二陈煎。

大安丸治虚泻。　**戊己丸**治湿泻。二方并见"痢疾门"。

参苓白术散

参苓白术连甘桔，薏苡砂仁扁豆山。

二十气门

大七气汤十味，专治七情之气。

大七气汤香附桂，藿香益智橘青皮。

三棱莪术兼甘桔，十味专攻气痛宜。

四七汤

四七汤苏半夏苓，枣姜煎服气时清。

分心气饮十一味。

分心气饮紫苏君，赤芍羌通橘二陈。

大腹青皮桑白炒，好将官桂善调停。

流气饮子十九味。

流气槟榔枳壳苏，青陈归芍木香乌。

芎防大腹苓甘桔，半夏黄芪枳实求。

蟠葱散

蟠葱散内桂干姜，稜木青丁胡藿苍。

甘草宿砂槟茯佐，诸经寒气痛宜尝。

广茂①溃坚汤 治气积腹坚如石，服十剂痊愈。

广茂溃坚益智归，红花神曲橘青皮。

升柴草蔻甘姜朴，半夏芩连泽泻萸。

木香槟榔丸 治诸积气，胸腹胀痛。

木香槟榔丸，牵莪十二味。

枳壳附当归，黄三皮有二。

廿一 肿胀门

实脾散 脾虚发肿，先实脾土。

实脾厚朴木瓜香，大腹甘苓附子姜。

草果三仁君白术，枣姜煎服肿随宽。

五皮散

五皮地骨茯苓姜，大腹五加真更良。

疏凿饮子

疏凿饮子泽木通，秦艽羌活腹商同。

槟榔赤豆寻椒目，更有苓衣利水功。

木香甘遂散 此劫药，每服二钱，用清汤米汤调下，时刻泻水肿消。

木香甘遂白牵牛，三味研来为末收。

二钱一服调汤下，消肿时平调理求。

---

① 广茂：即广莪术，古代莪术入药有两种，一为莪莲，一为莪莪。

中满分消丸

中满分消君四苓，芩连半夏曲砂仁。

陈皮厚朴栀仁实，滴水为丸淡水吞。

廿二 痞满门

消痞丸　保和丸方见"脾胃门"。

消痞干姜苓泽参，炙甘白术曲砂仁。

陈皮半夏连姜实，厚朴黄芩食远吞。

失笑丸

失笑干姜参术连，二陈朴实麦芽研。

禹粮丸治中满气胀，喘咳，有水气，浮肿。

针砂同炒禹余粮，棱术羌苓附桂姜。

牛膝蒺藜归酒浸，青皮雀脑木茴香。

廿三 郁证门

六郁汤　越鞠丸二方治诸郁证。

六郁香砂赤二陈，抚芎苍术及栀仁。

越鞠苍芎栀附曲，栀芎合用郁堪平。

升发二陈汤九味，治痰火郁于下焦，大小二便不利。此药升发郁火，能使大便润而小便长。

升发二陈何为制，由来二便不通调。

芎防加入升柴葛，九味能疏郁下焦。

廿四 惊悸门

归脾汤治思虑过多，劳心惊怖。　**温胆汤**治心胆怯弱，痰滞为惊。

归脾酸枣龙眼肉，术茯参芪草木香。

温胆竹茹枳实炒，二陈六味有生姜。

妙香散治多惊不睡，此方调和气血，安镇心神。

妙香甘桔射参芪，远志辰砂二茯依。

山药木香同碾末，温汤调服使神归。

十四友丸

十四友丸柏子仁，茯神远志桂芪参。

石英酸枣归苓地，片脑朱砂阿要真。

安神丸　定志丸

安神连地归砂草，定志参芪远志菖。

若把二方相合服，精神敢拟倍寻常。

廿五 头痛眩晕门

川芎散风热头疼　**川芎茶调散**

川芎半夏菊花辛，甘草双胡薄叶参。

茶调白芷荆防薄，羌细川芎甘草匀。

川芎羌活散

川芎羌活蔓荆防，白芷辛膏藁本藏。

若是上焦风火急，加之凉膈即时强。

半夏白术天麻汤

半夏白术天麻汤，痰厥头痛至要方。

苍茯参芪黄柏泽，陈皮曲蘗炒生姜。

廿六 胃脘痛门 俗名心痛

当归流气饮 治心腹胀痛，胃尝当心作痛，其实非心痛。

当归流气二陈苏，香附芎防枳壳乌。

桔梗青皮兼枳实，槟榔还与木香投。

手拈散

手拈草果五灵脂，没药玄胡细末施。

一服三钱温酒下，时间痛止效何奇。

分气紫苏饮[①]　**分心气饮** 并治诸痛，胃脘痛。方见"气门"。

连附六一汤 治胃脘痛甚，一服止。

炒栀子汤 治膈上郁作痛。

廿七 腹痛门

河间黄连汤 治腹中痛甚，时欲作呕。此方升降阴阳，能作效。　**黄芩芍药甘草汤** 治四时热痛，最效。

河间黄连半夏姜，人参甘草桂枝良。

黄芩芍药兼甘草，热痛还宜此方尝。

厚朴温中汤 治寒腹痛。　**铁刷散** 治寒痛。

---

① 分气紫苏饮：此方与以下连附六一汤、炒栀子汤均无歌括。

厚朴温中草果姜，陈皮炙甘茯苓香。
铁刷良姜苍术草，茴香为佐共成方。

廿八胁痛门

大七气汤治胁痛走注，上下攻刺，或小便不利，大便乌度，方见"气门"中。

木香流气饮治两胁痛。

木香流气二陈芎，参术菖槟草果通。
青皮苏藿莪香附，大腹丁皮桂芷朋。

当归龙荟丸治肝火湿热，两胁作痛。

当归龙荟射三黄，栀子柴胡黛木香。
更有大黄蒸以酒，耳鸣肝火亦能安。

廿九腰痛门

苍术汤治湿热腰痛。　**肾着汤**治寒湿腰痛。

苍术汤中黄柏君，防风升发软柴平。
肾着汤中甘草炙，干姜术茯总安宁。

独活汤治劳役气血俱郁而腰痛。

独活连翘羌活承，桃仁归柏大黄蒸。
二防泽泻同甘桂，酒水平煎效有神。

东垣①健步丸亦治腰痛，方见"足门"。

---

① 东垣：原脱，据目录及"足膝痛门"补。

如神汤

当归肉桂玄胡索，为末能医闪挫腰。

三十 肩髃痛门

苍术复煎散

苍术复煎羌白术，红花泽泻藁甘麻。

柴胡黄柏须盐炒，九味同煎汗即瘥。

乌药顺气散治肩髃痛最效，方见"中风门"。

三十一 足膝痛门

当归拈痛汤治湿热遍身痛，肩背腰腿沉重，足膝疼，脚气通用。

当归拈痛葛升茵，羌活防风泽泻苓。

二术二参知母草，半夏半炒制黄芩。

独活寄生汤治湿热腰腿痛，寒热脚气要方。

独活寄生防桂参，杜苓牛膝细辛秦。

须知四物能滋血，此是三因方极神。

半夏左经汤治腰腿脚气，寒热通用方。

半夏左经柴葛升，防风姜桂术苓苓。

门冬小草兼甘草，流通诸经湿热宁。

东垣健步丸

东垣健步归牛膝，腹子吴萸芍桂心。

苍术条芩生地橘，汤煎白术木通吞。

三十二 汗门

牡蛎黄芪桂枝汤<small>治诸虚自汗。</small>　　**当归六黄汤**<small>治阴虚盗汗。</small>

牡蛎黄芪桂枝汤，麻根术草麦浮良。

六黄七味当归主，盗汗除虚至妙方。

玉屏风散<small>四味，治虚汗。</small>

屏风芪术桂枝防，固表无如四味长。

三十三 消渴门^①

地黄饮子　黄芪门冬人参白虎汤

地黄饮子草参芪，金钗石斛枇杷肥。

天麦二门兼五味，咽干消渴躁烦除。

麦门冬饮

麦冬饮味瓜蒌地，葛草参知归茯神。

三十四 鼻渊门

石膏黄芩汤　甘桔玄参汤

石膏芩草与桑皮，荆芥鸡苏桔梗宜。

甘桔玄参芩贝母，天花枳壳地黄施。

---

① 三十三消渴门：捷要本作"消渴门三十三"，与其他各门标题相比，缺"第"字。

八味羌活汤　**十味芎苏散**二方并治鼻渊，见"伤寒门"。

三十五 咽喉口齿门

清咽利膈汤十味，清喉痛，痰涎壅盛。　**清胃饮**五味，治牙痛，加石膏、薄荷尤效。

清咽利膈本凉膈，牛蒡荆防玄桔连。

清胃升麻归地牡，黄连五品本方全。

玄参甘桔汤

玄参甘桔薄荷翘，牛蒡天花它志加。

甚者须同凉膈散，温煎临卧服为佳。

升麻汤①六味，治咽喉肿痛，上焦热盛，口舌生疮等证，加玄参、桔梗、薄荷叶尤妙。

三十六 痹证②门

五痹汤治风寒湿气留客肌肤，或遍身麻痹，手足不仁。

五痹姜煎防己真，羌甘白术五般匀。

三痹汤治风痹手足拘挛，经络气凝不仁证。

三痹参芪续杜苓，秦艽羌独桂防风。

细辛四物川牛膝，诸痹拘挛病可伸。

---

① 升麻汤：此方无歌括。

② 证：原脱，据目录加。

三十七 便浊淋闭门

萆薢分清饮 治小便白浊，虚久不清。　**十全大补汤** 治气血虚久，日浊。

萆薢分清益智乌，茯苓甘草石菖蒲。

十全大补加龙骨，久浊曾经效最优。

八正散 治湿热，五苓① 五苓散加车前、木通、滑石、山栀仁。

八正车前滑石通，大黄栀草扁瞿逢。

更加石苇冬葵子，甚者金沙琥珀攻。

清心莲子饮 治久浊，虚证宜用。

清心莲子饮，参芪草茯苓。

地骨车前子，黄芩及麦门。

缩泉丹 三味

缩泉山药台乌药，益智三般共作丸。

三十八 疝气门

橘核汤 治寒疝，遇冷即发者。

橘核吴萸桂二姜，青皮川楝木茴香。

胃苓为末须常服，一劫胡椒碾木香。

五苓川楝小茴汤 治疝最效，久服除根。

---

① 五苓：疑衍。

三十九 血证门

犀角地黄汤凉诸经血热及吐衄等证。

犀角地黄汤，牡丹同芍药。

麦门冬饮治吐血，久即兼虚而不愈用此。

麦门冬饮子，归地参芪味。

十灰散　花蕊石散二方止急用，方见《古今医统》。

小蓟汤

小蓟汤能治血淋，蒲黄生地藕栀仁。

竹叶甘通归滑石，空心十味服如神。

衄血不止诸药罔效，**承气汤**加生地、丹皮，下之立止。

四十 瘟疫门

人参败毒散初用发散。　　**八味羌活汤**[1]同上。

普济消毒饮

普济消毒板蓝根，粘子僵蚕马勃陈。

甘桔连连参有二，柴胡西国酒黄芩。

东坡**圣散子**[2]

东坡圣散治冬温，芎芷防辛藁本匀。

---

[1]　人参败毒散、八味羌活汤：二方均见"伤寒门"。

[2]　东坡圣散子：捷要本作"东垣圣散子"，均为大字，下文"东坡"也作"东垣"，显属误改。

平胃升麻甘草蔻，良姜附子藿香焚。

麻黄赤芍葛猪泽，二活吴萸枳壳苓。

粗末三钱姜枣煎，须曳微汗效如神。

运气①**五瘟丹**

五瘟方以运为君如甲己土运甘草为君，肾柏心连肺用苓。

脾草肝栀成五运，紫苏香附合为臣。

大黄三倍煎膏和，鸡弹丸弓服七人每用一丸，井水七碗调化，匀之可与七人。

衣用雄黄朱雀末，外加金箔更通灵。

四十一　肺痈肺痿门

百合汤　薏苡仁汤　白及散三方并可治肺痿，久服自然痊效。

肺痈肺痿贝瓜蒌，枳壳桑皮百合状。

薏苡参芪甘桔味，冬花紫菀及阿求。

四十二　疮疡门

仙方活命饮外科散解诸毒，此为第一要方。

仙方活命草天花，皂角金银贝母加。

防风归芍山陈芷，乳没加时汗立瘥。

---

① 运气：原脱，据目录补。

飞龙夺命丹①外科第一解毒妙药，必先用一丸，汗即平。

黄连消毒饮解毒托里，甚是要药。

黄连消毒散芪参，知柏连翘草藁陈。

羌活二防生地木，当归桔梗及黄芩。

内疏黄连汤阴毒脉沉，托里解散。

内疏黄连甘桔芩，连翘栀子大黄蒸。

薄荷归芍香槟等，阴毒沉兮服着神。

内托散阴阳二毒，俱要托里。

内托参芪二术芩，二防归芍桂心苓。

桔甘地骨同煎服，诸毒俱宜内托根。

升麻和气饮

升麻和气二陈苍，甘桔干姜葛芷黄。

芍药当归和血脉，诸疮湿痒最堪尝。

槐花金银酒

槐花二合炒焦，金银花五钱，同煎，酒二碗，服之取汗。

人参败毒散虚人宜用。　**流气饮**郁者宜用。

二方见"伤②寒门"、"气门"。

四十三 胎产门

调经汤治月经或先或后，或一月两至，或间月一来，此药用十剂可正。

---

① 飞龙夺命丹：此方无歌括。

② 伤：原脱，据上下文补。

调经汤用归芎主，芩术香苏芍地臣。

阿艾人参虚必用，柴胡有热亦须寻。

八珍益母丸 方见《医统》，调经受孕，安胎易产，产后补虚。

八珍益母八珍汤，益母为君午日良 端午日采者佳。

砂术泽兰为佐使，调经保产此神方。

安胎饮 治孕娠胎气虚者，或二三月时有腹痛，或见微红，急宜用此方。

安胎饮用八珍汤，苏桔砂仁不炒良。

白术条芩称圣药，妊娠须备永无妨。

千金保孕丹 孙真人方，万不失一。

千金保孕仗归参，续仲原来本自神。

智者须知完造化，世间岂有坠胎人。

玉浊散 胎前产后俱可调和，间或用之，自刍病至。

玉浊调和得命名，香砂四物术芩平。

束胎饮 妊娠八九个月，恐胎展大届期难产，用此束之，易产，三日一剂。

束胎饮以橘芩君，白术条芩四物匀。

达生散① 妊娠九月或临月间或用之，自然易产。

达生大腹木参陈，归芍甘功夏用芩。

枳壳香砂通用物，妊娠临月服须勤。

黑神散 产后瘀血，积气不行，或上冲头晕，宜用此。

黑神黑豆同姜桂，四物蒲黄生用行。

---

① 达生散：此方歌括原倒之黑神散歌括之后，据文义改。

四十四 小儿门

保和丸治小儿一切食积腹痛，恶心吐泻，或发热恶食，腹胀面黄，通可用。

保和平胃山楂肉，曲蘖香砂术茯同。

只饭和饴丸似芡，米汤调服一丸功。

五疳丸治小儿疳证腹胀，面黄发竖，午后发热，腹痛溏泻，牙疳肿。

五疳丸用保和君，百谷虫中最有功。

甚者胡连须要用，川连萸炒合常逢。

十全抱龙丸镇惊清热，微惊即用一丸，自刍惊来，方见《三十六方》。

金枣化痰丸①治急惊速效，方见《医统》。

乌蝎四君汤治慢惊久泻不止或吐食，遂成慢惊风证，宜用此方。

乌蝎四君汤，丁陈附子姜。

更加煨肉蔻，须调苏合香真正苏合香丸，只用半颗调服。

茯苓丁香正气散治小儿吐泻，伤食霍乱。

茯苓丁香正气散，藿香半夏平胃同。

---

① 金枣化痰丸："丸"字原误作"化"字，据目录改。此方无歌括。

卷之五① 晦集

二十四方②

明·东皋　徐春甫　　著
后学　男　　良名　　校正
太学生　孙　本诚　　校书
同郡门人　汪腾蛟　点校

二十四方序③

　　医始于神农尝百草，以甘辛酸咸苦五味，疗民疾虚实补泻之宜。黄帝著《素问》《内经》，脉候、病机、治法甚加详密。伊尹著《汤液》《膏醴》为治病之方。三圣人者，所以补天地造化之功，救生民司命之主。迨此以下，代有诸贤辈出，衍三圣人之义，而方书丛出数千百家，汗牛充栋，观者如望海之茫然。

---

　　① 卷之五：《医学入门捷径六书》无卷号，题为"医学关键二十四方治法捷径"。指南本该卷终有"医学关键二十四方治法捷径毕"一句，乃初刊之遗存。

　　② 二十四方：指南本此卷名为"医学关键二十四方治方捷径"，考目录，此为下一级标题名，现据目录改。

　　③ 二十四方序：诸本此序均在卷首之前。今移至卷五正文前。

方愈多而治愈舛，何也？即一门一证，群方百种，益浩繁无约，四顾无隅，万径千蹊，莫知所适。正如百戏场中献奇斗巧，八面而杂，彰睹之者，眩目惑心，和其光，同其尘，恍兮惚兮，莫能辨其妍媸美恶之真矣。而欲活人之司命，济人于疾苦，得乎《汤液本草》大约十剂，简而易知，易而易从，余不自惴而益之，为二十四方。俾初学及乡村僻野，所乏明医，藉此而推求之，或亦少为行远升高之一助云尔。

万历丙戌①仲冬月长至日新安徐春甫序

二十四方目

四方为纲，四时大意

四方：参苏饮、五苓散、正气散、十神汤是也。大都四时之气，逆之则乖，顺之则和。春时违和，主以参苏饮加味而调之；夏时违和，主以五苓散加味而清之；秋时违和，主以正气散加味而解之；冬时违和，主以十神汤加味而发之。此其大纲大意而调和之者也，至于病机迥异，则有二十四方对证而施其治诸。凡表里虚实，断不出此二十四字法之外也。

二十四方随机应变

二十四方，古之十剂，再加十四剂而成者也。古十剂为大约。河间十八方，约而未尽约。俗十三方，

---

① 丙戌：原作"丙申"，据保元堂本、金鉴本改。

无乃太约乎。余今合三家而约之，其庶几乎约以该博，学者由此而扩充之，或有以胜其用也。

则合一年二十四气

五日为一候，三候为一气。一年有二十四气，二十四方之义以象之也。

约法庶几以该博义

方书浩瀚，涣散不轮。苟无约法，则如望海之茫然，何可而登彼岸也？正如禅说业海无边，回头是岸。诚捷约之玄妙者也。兹制二十四方，博而约之。虽不能尽其精微之妙，亦或庶乎小有补云。

二十四剂歌

十剂宣、通、补、泻，轻、重、滑、涩、燥、湿。调、和、解、利①、寒、温，水、火、平、夺二十。

加之安、缓、淡、清，大法不过廿四。

庶几家引之端，小学入门之意。

二十四方引②

有客曰：古人治病不过七方十剂尽矣。七方者，大小缓急奇偶复是也；十剂者，宣通补泻轻重滑涩燥湿是也。夫人虽有百病，大概不出十七字之法以治之，

---

① 利：原作"和"，据文义改。

② 二十四方引：此节保元堂本无，金鉴本在"二十四方序"之后。今详上下文，当从指南本，以为二十四方前之提要。

罔不该矣。善医善治者其有余乎？故孟子以"仁政"二字而天下无不治。医其能用十七法，则百病无不痊。何后世之千方百法，徒为繁杂而无约，择焉汗漫而不精，治病茫然而罔效，其亦未能祖十七字而为方法乎。予曰：然则二十四字剂，又复为疣赘，诚以五十步笑百步。客曰：子之二十四方即十七字磋磨而成之者，其亦发前人之秘，岂可以疣赘自负，请寿梓以俟博雅可乎。

医家关键二十四方治法捷径①

第一　宣剂宣吐也，升散也。宣可以去壅，姜、橘之属是也。壅郁不散，用宣剂以散之。主以参苏饮、六郁汤、五积散之类。

第二　通剂通行也，利也。通可以去滞，木通、防己之属是也。留滞不行，宜通剂以行之。主以疏凿饮子之类。

第三　补剂补，补虚也。补可以去虚，人参、羊肉之属是也。虚弱不足，宜补剂以实之。主以四君子汤、补中益气汤、十全大补汤、斑龙百补丸之类。

第四　泻剂泻，泻实也，下也。泻可以去闭，葶苈、大黄之属是也。闭结内实，宜泻剂以下之。主以大承气汤、调胃承气汤、小承气汤、桃仁承气汤之类。

---

① 医家关键二十四方治法捷径：原脱，据目录补。

第五　轻剂轻扬也。轻可以去实，麻黄、葛根之属是也。实则气蕴，宜轻剂以扬之。主以升麻葛根汤之类。

第六　重剂镇坠也。重可以去怯，磁石、铁浆之属是也。怯则气浮，宜重剂以镇之，主以黑锡丹之类。

第七　滑剂滑利也。滑可以去着，冬葵子、榆白皮之属是也。涩则气着，宜滑剂以利之。主以导滞通幽汤加葵子榆皮之类。

第八　涩剂涩，收涩也。涩可以去脱，牡蛎、龙骨之属是也。滑则气脱，宜涩剂收之。主以金锁匙丹之类。

第九　燥剂燥以除水湿也。燥可以去湿，桑白皮、赤小豆之属是也。湿则为肿，宜燥剂以除之。主以除湿汤加桑皮、赤豆、羌活、防风之类。

第十　湿剂湿以润其燥也。湿可以去枯，白石英、紫石英之属是也。枯则气燥，宜湿剂以润之。主以润燥汤加紫石英之类。

第十一　调剂调，令其调达平和也。病不甚有邪气，在外感轻微，在内伤颇倦，大攻大补之剂盖未敢用，宜中剂以调之。主以正气散之类。

第十二　和剂和，平治也。微解其外，清调其中。亦如调剂之平和，如病在半表半里，主以小柴胡汤之类是也。

第十三　解剂解，发散也。表证感寒，非若伤寒之甚者，解以十神汤之类是也。

第十四　**利剂**利，分利也，通之微也。如热在下焦，壅滞膀胱，小水不清，利以天水散之类是也。

第十五　**寒剂**寒以退其热也。经云：热者寒之，曰寒因热用。清上降火，寒以凉膈散之类是也。

第十六　**温剂**温以拒寒而热中也。中虚寒厥冷，腹痛恶寒，饮食不化，温以理中汤之类是也。

第十七　**暑剂**清而解利也。热伏在中，长夏形寒，饮冷抑遏暑气在内。而反汗出身热，清以白虎汤之类是也。

第十八　**火剂**热因寒用也。积热太深，汗泻不止。内热不除，宜用黄连解毒汤之类是也。

第十九　**平剂**平以调之也。亦犹调而和之者，非表非里，非热非寒，郁郁闷闷，不见爽快，平以平胃散之类是也。

第二十　**夺剂**表里急攻为之夺也。内外客邪，风火交结，表热里实，宜用防风通圣散以夺之是也。

第二十一　**安剂**安静以宁神也。劳神太过，伤心伤脾。神不守舍，坐卧不宁，脾气不归，饮食无味，宜用归脾汤以安之也。

第二十二　**缓剂**甘以缓急也。火急太甚，烦闷不禁，汗之下之，皆不可。宜用甘草芍药汤以缓亦可也。

第二十三　**淡剂**淡以渗湿也。小水不利，宜用五苓散之淡味以利之是也。

第二十四　**清剂**清以宁燥也。烦躁不宁，乃金气不清，金主燥凉苦恐泄，宜清之。竹叶麦冬汤是也。

《内经·阴阳应象篇》治法，则二十四方，扩而充之，庶可该其全矣。曰：因其轻而扬之则有轻剂升麻葛根汤是也，因其重而减之则有泻剂如承气汤是也，因其衰则彰之则有解剂和剂葛根汤、柴胡汤是也，其高者因而越之则有宣剂五积散是也，其下者引而竭之则有泻剂是也，中满者泻之于内则有通剂疏凿饮子是也，其有邪者渍形以为汗则有和剂浴蒸之法是也，其在皮毛者汗而发之则有表剂麻黄汤、羌活汤是也，其慓悍者按而收之则有清敛之剂麦门冬五味子汤之类是也，其实者散而泻之则有夺剂防风通圣散、大柴胡汤是也，血实者宜决之则有滑剂导滞通幽汤加桃仁、红花、干漆、玄明之类是也，气虚者宜掣引之则有补剂、宣剂补中益气是也，形不足者补之以气则有温剂理中、四君子汤是也，精不足者补之以味则有补剂猪脊脊、猪腰、羊肉，并大枣厚味是也。有余者泻之，不足者补之。高者抑之，下者举之。坚者削之破积汤剂中加三棱、莪术是也，客者除之客云偶至，非素常有之谓也，如偶有积块结核各以攻剂消除之也，劳者温之。结者散之，留者攻之。燥者润之，濡者燥之。急者缓之，散者收之。逸者行之，惊者平之。上之下之，摩之浴之。薄之却之，开之发之总复而结之也。适事为故适以合证而治为事之故也。已上治法，可谓详且至矣，若能以二十四方通变应之，不亦过半矣乎。

第一宣剂

参苏饮宣通导①滞，升散积郁而发越之。外感风寒，并可用治。

春宜快滞。发散宽中，宣畅清阳，调达壅滞。又治四时感冒，头痛发热，咳嗽吐痰，中脘痞满，呕吐痰饮。此能宽中快滞，保和脾胃。一切内外所感，小儿室女，并皆可用。

人参　紫苏叶各一钱　陈皮　半夏　茯苓　桔梗前胡　枳壳　干葛各八分　炙甘草五分

上水二钟，生姜五片，大枣二枚，煎八分，食后服，渣再煎。

嗽多，加桑白皮、杏仁。热甚，加黄芩、柴胡。头疼甚者，加川芎、细辛。泻泄，加莲肉、干山药。汗多，加黄芪、桂枝。胃脘痛，加广木香。心悸健忘，加茯神、石菖蒲。烦躁不寐，加山栀、酸枣仁。鼻血，加山栀、茅根。不思饮食，加白术、砂仁。

六郁汤

能解诸郁，春夏秋冬，四时皆可用治。六郁名者，即气、血、痰、火、食、湿六者，乃其大概。经曰：气行即愈，着者为病，即郁之因也。若夫一气冲和，百病不生。少有郁怫，诸病生焉。即郁症郁方，诚医之首务，不可不稔知也。古方以宣剂为首者，良有

_____

① 导：捷要本作"壅"，义胜。

以也。

香附子一钱　砂仁五分　陈皮　半夏　赤茯苓各一钱　炙甘草五分　抚芎　苍术　山栀仁各八分

上为一剂，水二钟，姜三片，枣一枚，煎八分，食后服，渣再煎。

气郁者，加木香、紫苏。气虚者，加人参。血郁甚者，加当归、牡丹皮、桂枝。痰郁甚，加瓜蒌、南星、神曲。女人经秘，加桃仁、红花、玄胡索。食郁甚，加神曲、麦芽、白蔻。春月加升麻、葛根；夏月加木通、姜炒黄连；秋加旋覆、香薷、荆芥穗；冬加羌活、防风、细辛、白芷。

五积散

治身体拘急，四肢浮肿，腰膝疼痛，胸膈停塞，脐腹胀满，脾胃宿食不消，痰饮不行，呕逆恶心，内伤生冷，外感风寒，妇人经事不通，饮聚膈上。可以探吐。

橘皮　干姜　半夏　茯苓　枳壳　麻黄　桔梗　官桂各一钱　厚朴　苍术各八分　白芷　川芎各七分　当归　芍药各八分　炙甘草五分

上水二钟，姜三片，枣一枚，煎八分，食后服。

咳嗽，加杏仁、桑白皮。身体痛，加羌活、柴胡。手足风缓，加乌药、防风。腰疼，加杜仲、小茴香。手足拘挛，加秦艽、牛膝。大便秘甚者，加大黄。小便不利，加木通、滑石。两胁痛胀，加青皮、柴胡。呕逆作酸，加黄连、吴茱萸。表虚自汗，去麻黄，加桂枝。口燥渴，去干姜、半夏，加干葛、天花粉。

第二通剂

疏凿饮子通以行之，利其滞也。

治留滞不行，水气遍身浮肿，喘呼气急，胸满口干，烦渴不宁，大小便不利。

泽泻　商陆　赤小豆　羌活　大腹皮　木通　茯苓皮各一钱　槟榔　秦艽　椒目　防己各八分

上水二钟，姜五片，煎八分，食后服。

发热，加柴胡、山栀。胸膈痞满，加白术、枳实。喘嗽甚者，加葶苈、萝卜子。有痰，加半夏、陈皮。喉痹作痛，加桔梗、射干。小便秘者，加肉桂。大便燥结，加枳壳、桃仁。足肿，加木瓜、防己。

第三补剂

四君子汤补其虚也。虚弱不足，宜补剂以实之。

一切脾胃虚弱，饮食减少，诸虚不足，无问内伤外感，病之新久，不论诸病服药无效，宜用此剂以补之，脾胃渐充，诸病皆愈。

人参二钱　白术三钱　白茯苓一钱　炙甘草五分

上水钟半，姜三片，枣一枚，煎七分，食后服。

血虚，加当归、川芎。气虚表不固，加黄芪、桂枝。有痰，加陈皮、半夏。心虚，加茯神、酸枣、益智仁。呕吐，加砂仁、藿香。泻泄，加山药、白扁豆。虚寒久泻者，加肉蔻、干姜。咳嗽，加麦门冬、五味子。心烦不寐，加麦门冬、酸枣仁。口渴，加干葛、五味子。胸腹胀满，加枳实、白豆蔻。有潮热，加软柴胡。身体肿满，加大腹皮、厚朴。腹胁疼，加吴茱萸、广木香。遍身酸疼，加羌活、紫苏。走气痛，加玄胡、木香。小儿痘疹不出，加升麻、葛根。女人腹疼，加香附、玄胡索。大便秘结，加枳壳、杏仁、桃仁、槟榔。小便不利，加泽泻、木通。

第四泻剂

大承气汤 泻其壅闭以去其实也。

治三焦实热，壅闭烦闷，大便秘结不痛，或狂言妄见，口燥舌干，渴饮水浆，脉大无论，并皆治之。

枳实　厚朴各二钱　大黄三钱　芒硝一钱

上水钟半，姜三片，枣一枚，煎七分，不时温服。

小水不利，加滑石、木通。头疼热，加川芎、黄芩、石膏。胁痛，加当归、柴胡。有痰，加陈皮、半夏。咳嗽，加杏仁、桔梗。痢疾，加黄连、枳壳。腹痛，加甘草、芍药。目疼胀，加荆芥穗、草龙胆。耳鸣，加川芎、木通。头眩，加天麻、白芷。齿痛，加升麻、石膏。心烦，加山栀仁、黄连。

第五轻剂

升麻葛根汤 轻以扬之。表实气蕴者，用此轻剂以发扬之也。

治表腠固密，风火不散，郁于肌肤之下，或痒或胀或发瘕疹，不能疏散，以致发热烦躁，口干作渴，恍惚不宁，悉皆治之。

升麻　葛根各一钱　白芍药一钱　甘草五分

上水钟半，姜三片，枣一枚，煎七分，食远服。

咽痛喉痹，加玄参、射干。头眩头疼，加天麻、藁本。恶寒发热，加黄芩、柴胡。心烦不寐，加麦门冬、当归。胸膈烦满，加陈皮、厚朴。有痰咳嗽，加半夏、橘红。恶心呕吐，加半夏、姜汁。身体遍痛，加羌活、柴胡。口渴，加天花粉。齿颊痛，加牡丹皮、石膏。皮肤搔痒，加白芷、羌活。

第六重剂

增损黑锡丹镇坠邪气，使不上浮而动撩之也。

治一切上盛下虚，火上水下，阴阳不交，或头目眩晕无常，上重下轻，头大头重，心慌神乱，睡卧不安。

黑锡砂　磁石各一两　巴戟天　附子　破故纸川楝子　肉豆蔻　木香　沉香　桂心各一钱　小茴香二钱

上为末，酒糊为丸，如梧桐子大，每服五十丸，盐姜汤下。

第七滑剂

东垣导滞通幽汤滑以利涩滞也。

治血虚燥涩，大便不通，幽门秘结，用此辛润之药。妊娠忌服。

当归　熟地黄　生地黄各二钱　桃仁泥　红花各一钱　升麻　炙甘草各五分　冬葵子　榆白皮各一钱

上水二钟，煎八分，去渣，调槟榔末五分，稍热服。虚寒腹疼，四肢厥，加人参、良姜。腹中有块，加莪术。寒热往来，加柴胡、人参、黄芩。口干，加麦门冬、干葛。小便秘涩，加木通、泽泻；秘甚者，加肉桂。心气不足不寐者，加酸枣仁、远志、柏子仁。虚烦躁，加人参、麦冬、石膏。气滞血不行，加人参、木香。头眩晕，加天麻、细辛。头痛，加川芎、白芷。

第八涩剂

金锁匙丹涩，收涩以固滑脱也。

治男妇精滑，遗泄不禁，与鬼交，久泻久痢，并皆治之。

茯苓　茯神各二钱　远志　龙骨　左股牡蛎煅，四钱

上为末，醋糊为丸，如梧桐子大，每服五十丸，空心盐汤下。

脾胃虚弱，胸膈痞满，加人参、白术、枳实、陈皮。气虚下陷，加升麻、柴胡、黄芪、人参。口干烦渴，加麦门冬、五味子。血少脉数，加当归。心神恍惚，加朱砂为衣。小腹痛，加益智仁、小茴香。早晨泻多，加肉豆蔻、木香。腰腿酸，加杜仲、牛膝、枸杞。虚脱迟效，加芡实粉、金樱膏为丸。

第九燥剂

除湿汤燥湿以分水也。

治寒湿所伤，身体重着，腰脚酸疼，大便溏泄，小水不利。

苍术　白术　白茯苓各二钱　陈皮　厚朴　藿香各八分　半夏曲一钱　甘草五分

上水二钟，姜三片，枣一枚，煎八分，食前服。

小便蹇涩，加木通、泽泻。足下肿，加木瓜。面目肿，加羌活、枳壳、防风。脾虚发肿，加人参、白芍。遍身浮肿，加大腹皮、生姜皮、木香。口渴，加干葛、升麻。目黄，加茵陈、山栀仁。身热，加黄芩、柴胡。内热，加地骨皮。小腹疼，加吴茱萸。胸膈痞满，加炮姜、枳实。吞酸吐酸，加姜炒黄连、吴茱萸。呕吐清水多，加半夏、红豆蔻。脚底热，加肉桂。心烦，加山栀仁。

第十湿剂

生血润燥汤枯则气血燥，用湿剂以润之也。

治血虚气弱，口干唇燥，发燥须黄，肌肤白屑，大便秘结，水少火多。以此方养血而润之。

当归　生地黄　熟地黄　红花　天门冬　麦门冬　栝蒌仁　杏仁　升麻　紫石英　阿胶各等分

上水二钟，煎八分，食后温服。

肌肤燥裂，加黄芪、桂枝。口渴，加天花粉、葛

粉。心烦，加五味子、山栀、柏子仁。夜不寐，加酸
枣仁、玄参。身热，加柴胡、黄芩。齿颊肿痛，加牡
丹皮、石膏。气弱，加人参、黄芪。脾虚少食，加白
术、陈皮。头疼，加川芎、蔓荆子。耳鸣，加山栀、
木通、石菖蒲。小水不利，加车前子、滑石。腹痛，
加芍药、甘草。大便秘结，加大麻仁、郁李仁；甚者，
加酒大黄。

第十一调剂

不换金正气散 诸病不可攻补，宜此剂以调之而取效也。
治内伤饮食劳倦，四时感冒，头疼，发热恶寒，
身体痛，潮热往来，咳嗽痰逆，呕哕恶心及山岚瘴气，
时用之以调理，最是王道之方。

苍术① 米泔浸　　陈皮 去白，二钱　　藿香 一钱　　半夏 泡
七次，一钱　　甘草 一钱②　　厚朴 姜炒，二钱

上水二钟，姜三片，白葱一根。煎七分，不时
温服。

头痛，加川芎、白芷。潮热，加黄芩、柴胡。口
燥心烦，加干葛、麦门冬。冷泻不止，加诃子、肉豆
蔻。疟疾，加槟榔、草果。咳嗽，加杏仁、五味子、
桔梗。喘急，加苏子、桑白皮。身疼，加桂枝皮、芍
药、羌活。感寒腹痛，加军姜③、官桂。呕逆，加丁

---

① 苍术：此下原无剂量，诸本同。
② 甘草：此下原无剂量，据金鉴本补。
③ 军姜：乃"均姜"之误。姜以产均州为佳，故名。

香、砂仁。小水不利，加茯苓、泽泻。气块，加枳实、槟榔。胸胁胀满，加枳实、砂仁。痢疾，加黄连、枳壳。足浮肿，加大腹皮、木瓜、五加皮。热极大腑不通，加厚朴、大黄。

第十二和剂

小柴胡汤清而和之也。

治内伤外感；伤寒少阳经身热恶寒，项强急痛，胸胁痛，呕吐恶心，烦渴不止，寒热往来，身面黄疸，小便不利，大便秘涩；或过经不解，或潮热不除；及妇人产后劳役发热，身疼头痛；男妇久咳成劳，或疟疾，或时发热，一切治之。

人参　半夏　黄芩各一钱　柴胡二钱　甘草五分

上水二钟，姜三片，枣一枚，煎八分，不拘时服。

疟疾，加乌梅、草果。劳热，加茯苓、麦冬、五味子。口渴，加干葛、麦门冬。鼻血，加蒲黄、山栀仁、茅根。小便不利，加木通、猪苓、泽泻。大便不利，加大黄、枳壳。咳嗽，加五味子、桔梗、杏仁。五心热，加前胡、地骨、麦冬。头疼，加细辛、石膏。喘嗽，加知母、贝母。极热过多，六脉洪数，加柴胡、干葛。妇人产后，加当归、牡丹皮。痰多，加陈皮、贝母。有痨的，加百合、赤芍药、地骨皮、知母。

第十三解剂

十神汤 风寒蕴热于表，宜此剂以解散之也。

治时令不正之气，冬寒春温，不问阴阳二证及内外两感风寒，腰脚疼痛，湿痹，头疼咳嗽，并皆治之。

陈皮一钱　麻黄去节，一钱　川芎　苏叶　香附子　白芷　升麻　干葛　赤芍药各一钱　甘草五分

上水二钟，姜五片，枣一枚，煎八分，不时服。

潮热，加黄芩、柴胡。咳嗽，加五味子、桔梗。头痛，加细辛、石膏。心胸胀满，加枳实、半夏。饮食不进，加砂仁、白术。呕吐，加丁香、半夏。鼻血不止，加乌梅、山栀仁。腹胀疼痛，加白术、炮姜。冷气痛，加良姜、玄胡索。大便秘涩，加大黄、朴、硝。有痢，加枳壳、当归、黄连。泄泻，加藿香、泽泻。疹毒，加人参、茯苓，去麻黄、香附子。

第十四利剂

天水散 疏利壅滞，以导水火也。

治中暑身热，小便不利。燥湿，分水道，实大府，化食毒，行积，逐凝血，解烦渴，补脾胃，降妄行之火也。

滑石水飞，六两　甘草另研，一两

上和匀，每服三四钱，水调服。㕮咀煎服，每剂滑石六钱，甘草一钱，水钟半，煎七分，凉服。

心烦神扰，加辰砂五分调用。痰多，加半夏、陈

皮。夜不寐，加麦冬、酸枣仁、小草。血虚惊悸，加当归、生地黄。膈胀食少，加白术、茯苓、枳实。有汗，加五味子、黄芪。鼻血，加山栀仁、牡丹皮、茅根。口渴，加麦门冬、干葛。小便血，加小蓟、牡丹皮、生地。淋如沙，加海金沙、车前子。

第十五寒剂

凉膈散 寒因热用，泻三焦之火也。

治大人小儿脏腑积热，口舌生疮，痰实不利，烦躁多渴，肠胃秘涩，便溺不利。一切风热，并皆治之。

大黄　连翘　黄芩　薄荷　栀子　朴硝　甘草各一钱

上水二钟，入蜜一匙，竹叶十个，煎八分，不拘时服。或为细末，每服二钱，蜜汤调下。

小水不利，加车前子、滑石。心烦血少，加当归、生地黄。头痛，加川芎、蔓荆子。耳鸣，加木通、石菖蒲。齿痛，加升麻、牡丹皮、石膏。胁痛，加柴胡、青皮。目痛，加黄连。目胀，加龙胆草。咽痛喉痹，加玄参、射干、桔梗。口渴，加天花粉。有痰，加橘红、贝母。咳嗽，加桑白皮、天门冬。身表热，加黄芩、柴胡。痰中有红，加山栀、牡丹皮。咳嗽甚者，加瓜蒌仁、杏仁、桔梗。

第十六温剂

理中汤温以散寒，助阳气不足也。

治五脏中寒，口噤失音，四肢强直，兼治胃脘停痰，冷气刺痛。

人参　白术各二钱　干姜炮，一钱　甘草五分

上水二钟，煨姜三片，枣一枚，煎七分，不时温服。

四肢厥冷，脉沉微，加熟附子一钱，名附子理中汤。有痰，加陈皮、半夏。有汗，加黄芪、桂枝。气喘，加①麦门冬、五味子。呕吐，加姜汁二匙。小腹痛，加吴茱萸、小茴香、肉桂。

第十七暑剂

白虎汤清金解暑是也。

治伤寒脉浮滑者，表里有热。若汗下吐后，七八日不解，热结在里，大渴，舌上干燥，欲饮水者，宜服此剂。

知母二钱　石膏四钱　甘草七分　粳米半合

上水二钟，煎八分，食远服。

虚烦躁热，加人参、麦门冬。口渴，加麦冬、五味子、干葛。有汗，加黄芪、黄连。血虚，加当归、地黄。卧不宁，加小草、酸枣仁。小水不利，加泽泻。

---

① 加：原脱，据文义加。

大便结燥，加桃仁。午后发热，加黄柏。泻泄，加木瓜、茯苓、白扁豆。膈满，加厚朴、枳实、白术。恶心呕哕，加半夏、生姜。脚转筋，加木瓜、吴茱萸。有痰，加橘红、贝母、神曲。

第十八火剂

黄连解毒汤 寒因热用治是也。

治伤寒杂病，热毒烦闷，干呕口燥，呻吟喘满，阳厥极深，蓄热于内，传为阴毒，并皆治之。

黄连　黄柏　黄芩　山栀各一钱

上水二钟，煎八分，姜三片，枣一枚，不拘时服。

烦渴，加麦门冬、干葛。汗多，加酸枣仁、黄芪。小水不通，加木通、泽泻。头痛，加天麻、荆芥穗。咽痛，加玄参、桔梗。大便秘甚，加大黄、朴硝。心神不宁，加茯神、小草。血虚，加当归、生地黄。咳嗽，加桔梗、桑白皮。喘急，加萝卜子、杏仁。呕吐，加半夏、陈皮、姜汁。不能食，加白术、陈皮。眼痛，加蔓荆子、龙胆草、防风。齿颊肿痛，加石膏、荆芥穗、牡丹皮。

第十九平剂

平胃散 一名对金饮子。平，以和平之也。

治诸痰，不问远近，无不平和。健脾进食，和胃祛痰，自然荣卫调畅；及疗四时感冒，手足腰疼，五劳七伤，外感风寒，内伤生冷，不问三焦痞满，并有平效。

　　陈皮　　苍术　　川厚朴　　甘草各一钱

　　上水二钟，姜三片，枣一枚，煎七分，食后服。

　　五劳七伤有热，加黄芩、柴胡。手足酸疼，加乌药、桂枝。痰嗽发疟，加草果、乌梅。冷热气疼，加茴香、木香。水气肿满，加桑白皮、木通。有气，加茴香。酒伤脾胃，加丁香、砂仁、葛根。伤食，加白豆蔻、草果。四时泄泻，加肉豆蔻、诃子。风痰，加半夏、皂角。腿膝冷疼，加牛膝、肉桂。腿痹，加菟丝子、羌活、防己。浑身拘急，有热，加柴胡、黄芩。痢疾，加黄连。头风，加藁本、白芷。气结，加三棱、莪术。冷泪，加夏枯草。腰痛，加杜仲、八角茴香。眼热，加大黄、荆芥。妇人腹疼，加香附子、乌药。有瘟疫时气二毒，寒热头疼，加抚芎、葱白。妇人赤白滞下，加黄芪、当归、茯苓。

第二十夺剂

防风通圣散 表里兼攻，为之夺也。

　　治一切风热，大便秘结，小便赤涩，头面生疮，咽喉肿痛，眼目赤疼。

　　防风　　荆芥　　薄荷　　桔梗　　麻黄　　黄芩　　山栀
连翘　　当归　　芍药各一钱　　川芎五分　　白术八分　　石膏
滑石各二钱　　甘草各五分　　大黄二钱　　芒硝一钱

　　上水二钟，姜三片，煎八分，不拘时服。

　　大便滑者，去硝、黄，加泽泻。微有自汗，去麻黄，加桂枝。咳嗽，加杏仁、桑白皮。有痰，加瓜蒌、贝母。身疼，加羌活。食少，加陈皮、茯苓。两胁痛，加柴胡、青皮。脚腿痛，加防己、木瓜。有癍，加玄参，名人参败毒散。脾虚不能食，去石膏，加白术。

第二十一安剂

归脾汤_{安养心脾，以益神气是也。}

治思虑过多，劳心伤脾，健忘怔忡，烦躁不寐，短气有汗，坐卧不安。

人参_{一钱}　木香_{四分，水磨}　茯神_{一钱}　黄芪_{一钱}龙眼肉_{十个，去核}　酸枣仁_{研，八分}　白术_{一钱}　甘草_{五分}

上水二钟，姜三片，枣一枚，煎八分，不拘时服。

膈胀痞满，加陈皮、枳实。有痰，加半夏、麦芽。烦渴，加麦门冬。盗汗，加当归、黄柏。呕吐恶心，加生姜五片。心悸，加小草。五心热，加地骨皮。潮热，加柴胡。小水不利，加莲子、石苇。大便秘结，加桃仁、麻仁。心烦，加山栀仁。耳聋，加石菖蒲、木通。头疼，加川芎、白芷。恶寒，加桂枝、防风。腰疼，加杜仲、小茴香。胁下胀疼，加青皮、柴胡。鼻血，加牡丹皮。

第二十二缓剂

甘草芍药汤甘以缓之也。

治诸病攻补不效，愈觉撩躁，宜用此剂以缓之。

甘草一钱　白芍药　白茯苓各二钱

上水钟半，姜一片，枣一枚，煎七分，温服。

口渴干，加干葛、麦门冬。心血不足，加当归。烦躁不寐，加酸枣仁。惊悸，加远志、莲子、茯神。胸膈满闷，加枳实、黄连、炮姜。头痛，加天麻、黄芩。有痰，加半夏。小水涩，加泽泻、木通。腹疼胀，加厚朴、槟榔。有热，加柴胡。有汗，加黄芪。呕吐恶心，加陈皮、藿香。

第二十三淡剂

五苓散非表非里，不可汗下，淡以渗利膀胱，以分阴阳是也。

治内伤外感，温热暑湿，表里未解，头疼发热，口燥咽干，烦渴不止，饮水，小便赤涩；霍乱吐泻，自利烦渴；心气不宁，腹中气块，小肠气痛者，湿热不散，黄疸发渴，一切疗之。

白术一钱　茯苓二钱　肉桂七分　猪苓　泽泻各二钱

上水二钟，枣一枚，煎八分，不拘时服。

阳毒，加芍药、升麻，去肉桂。狂乱，加辰砂、山栀、黄连。头痛目眩，加川芎、蔓荆子。咳嗽，加桔梗、桑白皮。心气不定，加人参、麦门冬。痰多，加半夏、陈皮。喘急，加桑白皮、紫苏子。大便不通，加大黄、朴硝。气块，加三棱、香附子。心热，加黄连、莲肉。身疼拘急，加羌活、柴胡。口干爱水，加干葛、天花粉。鼻血，加山栀仁、侧柏叶。五心热，加柴胡、地骨皮。水气，加甜葶苈、木通。小肠气痛，加茴香、木通。眼黄五疸，加茵陈、木通、滑石。霍乱转筋，加藿香、木瓜。

第二十四清剂

竹叶麦冬汤清以宁躁也。

治病后虚烦懊侬，口干舌燥，坐卧不宁，小水不利，不可遽用凉热之药，宜此剂以清之。

竹叶二十片　麦门冬三钱　知母二钱　甘草一钱
山栀仁一钱

上水钟半，粳米一撮，煎七分，温服。

烦渴，加石膏。心虚不宁，加茯神。虚弱甚，加人参，名化癍汤。有痰，加陈皮、半夏。咳嗽，加桔梗、桑白皮。不思食，加白术、茯苓。腹胀，加淡豆豉。腹痛，加炒芍药。头痛，加川芎、荆芥穗。恶寒，加黄芪、桂枝。潮热，加柴胡、黄芩。口渴，加天花粉。五心烦热，加地骨皮。小水不利，加木通。

二十四剂药方歌括①

第一宣剂

参苏饮

参苏饮内二陈汤，桔梗前胡枳壳香。

干葛枣姜煎热服，春宣之剂是为良。

六郁汤　越鞠丸

六郁香砂赤二陈，抚芎苍术及栀仁。

苍栀芎附兼神曲，越鞠丸为宣郁名。

五积散

五积散中桔梗多，麻黄苍芍二陈和。

芎归芷朴干姜桂，枳壳春宣重者科。

第二通剂

疏凿饮子

疏凿饮子利水功，秦艽羌泽豆商同。

槟榔大腹川椒目，更有苓皮与木通。

---

　　① 歌括：原置于卷五题署之前。保元堂本、金鉴本均置于捷径之后，因从而改之。

第三补剂

四君子汤
四君补剂保元功，参术甘温君子同。
炙草茯苓为佐助，补天赞育化无穷。

第四泻剂

大承气汤 小承气汤 调胃承气汤 桃仁承气汤
大承气汤攻里实，硝黄朴实四般寻。
狂言潮热兼微满，减却芒硝即小承。
调胃只缘甘草得，桃仁承气桂相因。
四方泻闭分轻重，斟酌先贤妙入神。

第五轻剂

升麻葛根汤
升麻葛根芍药甘，四品轻扬解表汤。
面赤口干并作渴，阳明郁实正相当。

第六重剂

黑锡丹
黑锡丹为镇重方，只缘磁石小茴香。
巴天附桂沉川楝，肉蔻还同故纸行。

第七滑剂

导滞通幽汤

导滞通幽滑涩汤，当归二地炙甘香。

升麻葵子榆皮白，更有桃仁活血寒。

第八涩剂

金锁匙丹

金锁匙丹牡蛎龙，茯神远志茯苓同。

琼珠琼玉皆其类，固涩收藏有大功。

第九燥剂

除湿汤

除湿汤中二术苓，朴甘橘半藿香分。

调脾利水除寒泻，身重肢酸即以宁。

第十湿剂

生血润燥汤

生血润燥二冬英，二地升归并二仁。

更有红花能活血，阿胶润燥此方真。

第十一调剂

不换金正气散

不换金之正气散，藿香半夏平胃同。

头疼吐泻兼伤感，此剂调和即有功。

第十二和剂

小柴胡汤

小柴胡汤只五般，半夏人参一处攒。

更有黄芩与甘草，少阳和解号神方。

第十三解剂

十神汤

十神汤内紫苏陈，甘草川芎白芷升。

干葛麻黄香附芍，风寒解散效如神。

第十四利剂

天水散

天水之名即益元，炙甘滑石各分研。

夏时处暑真神剂，六一君臣功斡旋。

第十五寒剂

凉膈散

凉膈散中栀薄芩，连翘硝草大黄君。

三焦火盛为寒剂，泻热之功自不群。

第十六温剂

理中汤

理中汤用炮干姜，白术人参炙草详。

温里却寒为上剂，鸿钧气转号回阳。

第十七暑剂

白虎汤

白虎汤名义最长，清金解暑此为良。
石膏知母同甘草，粳米须加益胃汤。

第十八火剂

黄连解毒汤

黄连解毒用三黄，栀子加之四品详。
退热以寒为逆治，曾经汗下此为良。

第十九平剂

平胃剂①

平胃散中苍朴陈，炙甘四味合君臣。
保和平剂真奇品，多味何如简味神。

第廿夺剂

防风通圣散

防风通圣芎归芍，荆桔麻黄术大黄。
芩薄膏硝栀滑石，连翘甘草夺名扬。

---

① 平胃剂：捷要本无此三字。

廿一安剂

归脾汤　温胆汤

归脾酸枣龙眼肉，术茯参芪草木香。
温胆竹茹枳实炒，二陈六味有生姜。

廿二缓剂

甘草芍药汤

甘草芍药茯苓汤，却为缓剂最相当。
屡因攻补俱无效，只此甘温淡味安。

廿三淡剂

五苓散

五苓术茯泽猪苓，官桂长为使者辛。
利水全凭淡以渗，无辛为引孰为神。

廿四清剂

竹叶麦冬汤①

竹叶门冬汤最清，甘栀知母五般存。
虚人病后生烦躁，此剂清宁绝有伦。

---

① 竹叶麦冬汤：指南本脱，据保元堂本及金鉴本补。

二十四方跋①

医方之浩繁，而用之者苦无要，甚至谬以宣剂为通者有之。盖自长沙已下，诸家执见著方，奚啻千百后进，欲求其约，如涉海无津。于是徐老师出所集二十四方以示小子，受而细阅之，何其简易，详而且明，诚为医家之纲领也。视昔之约方而未尽法者不侔矣。然初学之士，循是入室，不致亥豕，则斯集溥博之功岂浅浅哉？噫！此特师氏之粗迹尔。而其无方之奥，神之化之，有不在是以为工也。敬赘俚言简末，于以见仁心之无所不用其亟云。

　　　　时万历丙戌②仲冬吉旦同郡门人汪腾蛟顿首谨跋

---

① 二十四方跋：保元堂本、金鉴本均作"医家关键跋"；捷要本无此跋。
② 丙戌：原作"丙申"，据保元堂本、金鉴本改。

卷之六 明集

评秘济世①三十六方

明·东臯　徐春甫　著②
后学　男　良名　校正
太学生　孙　本诚　校书
同郡门人　谢举元　点校

　　评曰：方贵合宜，制之必精，岂有弗效？余业医五十余年，积久频验。及医家秘方，不肯视人，诚非仁人之心也。予每厚赂求之，用梓以公天下。夫医不必禁秘，但能体仁，精制一方，名出便可。救贫于世世，胜如积金以遗子孙，而亦不必以多方为贵。京师吴柳泉者，制黄连紫金膏一药，点热眼极有效。海内寓京师者，无不求赎，日获数金，辄成富室。盖方药贵精不贵多，从可知矣。余先族人名第者，病泻痢久之，诸药罔效。人传与香连丸加

---

① 济世：原脱，据目录补。
② 著：原脱，据前几卷署名补入。

肉蔻，数服病愈如割。后自制以售人，凡病脾胃湿热腹痛泻痢者，一二剂即愈，自此著名。今子孙世藉此方，以供衣食。缘此局方，人以简易视之，遂弗之重。殊不知药味简而取效愈速，药品多则气味不纯，鲜有效验，胡可尚多品耶？余只以本方精制而效极神，间加平胃芍药为佐，则又神而化，化而不可以知测者也。

第一方　大健脾养胃丸①【保元堂方】②

新安徐氏：

保元堂制大健脾养胃丸，诸人服此丸脾胃大壮，饮食复进，元气畅充，五脏六腑、四肢百骸皆得所养，诸病不生，百邪不入。寿考去龄，此其基本。食远白汤下二钱。

白术净三斤，饭上蒸　人参十两，清河者佳　白茯苓一斤　广陈皮一斤，温水洗　枳实八两，饭上蒸　川黄连八两，姜汁炒　神曲八两，炒　谷芽八两，炒去壳　吴茱萸三两，汤泡去苦水　当归身六两，酒洗　青皮五两，醋炒　白豆蔻三两，炒仁　南木香二两

上为末，老粳米煮荷叶汤滴丸，绿豆大，食后白汤下二钱，小儿一钱。

---

① 大健脾养胃丸：此下方框中为原书之保元堂仿单，捷要本无此单。后同不注。

② 【保元堂方】：指南本无眉批。保元堂本及金鉴本作为眉批，注出各方出处。今挪置各方名之末，以鱼尾号表示。下同。捷要本无此眉批，此后各条均无眉批，不另注。

评曰：人之有生，以脾胃为主。脾胃健盛，则恒无病。苟有六气七情，少可侵藉，则亦不药①而自愈矣。脾胃虚者，谷气少资，元气寝弱。稍有微劳，则不能胜而病矣。至于六气七情，少有所伤，则病甚而危矣。医不察其虚，顿加攻击之药，鲜有不伤正命而殒生也。余故首集大健脾丸，为医家之主药，人生之根本，不可须臾离也。余寓京师，惟藉此以著名。海内咸知，罔不求赎，缘治未病养生之要药也。

第二方 保和丸 大人、小儿、男、妇俱可常服。【局方】

白术 一斤，蒸 陈皮 八两，洗
川厚朴 八两，姜汁炒 苍术 半斤，炒
炙甘草 六两 山楂肉 六两，饭上蒸
谷芽 半斤，炒 萝卜子 四两，炒

上为末，老粳米煮汤调丸绿豆大，食后白汤送下一钱，多至二钱。

评曰：保和以快脾消食，不致积聚所伤，乃平和王道之剂也。无郁滞者不须多服。惟于小儿为相宜，间日服之尤妙，最能却病。

新安徐氏：

保元堂精制保和丸

调脾胃，宽胸膈，消积，进饮食，利湿化痰，和中平，心病心泻。食远白汤吞下百丸。

---

① 药：原作"乐"，据金鉴本改。

第三方　香砂枳术丸 小儿亦可用。【保元堂方】

白术 二斤，饭上蒸　广陈皮 八两，洗　枳实 五两，麸炒　神曲 二两五钱，炒　山楂肉 三两，蒸　砂仁 一两二钱，炒　半夏曲 二两五钱，炒　广木香 六钱五分

上为末，老粳米煮荷叶汤滴丸绿豆大，食远白汤下百丸，小儿五十丸。

评曰：香砂快脾胃以舒气，枳实消宿食以保安，但不必多用，以脾胃畅通则已。乃急则治标，不得不用。快后可用大健脾丸，自无郁滞之患也。

新安徐氏：

保元堂制香砂枳术丸

消食快气，宽胸利膈，除痰饮，解宿程，健脾进饮食。半饥白汤吞百丸。

第四方　参苓散 小料【局方】

人参 一两　白术 三两，蒸　莲肉 八两，去心　干山药 四两，炒黄色　白桔梗 一两　薏苡仁 六两，炒　芡实粉 五两　白茯苓 四两，蒸　炙甘草 二两，去皮　砂仁 五钱，炒　白扁豆 四两

上为末，欲留久，滴为丸绿豆大方能久贮。每服二钱，米汤或枣汤调。

评曰：参苓为元气之药，无论病与不病，人常服之，大能补中。

新安徐氏：

保元堂制参苓白术散

治久泻脾胃大虚，必用此散半斤或一斤，亦久服方可以复元气，再无脾胃之患。寻常暂泻暂已者，尤宜多服，脾胃益充。

病后虚弱泻泄者，必须此药一料，方可复元，再用益善。

第五方　香连丸【保元堂方】

川黄连净一斤，切豆大，吴萸用汤泡，良久去汤，以湿萸同连闷过，方炒连，赤色去吴萸　广木香四两　白芍药四两，醋炒　平胃散四两

上为末，醋糊丸梧桐子大，空心米汤下百余丸。

评曰：黄连去湿热，有厚肠胃之功。脾胃受饮食，为水谷之海，每每湿热所伤，致有腹痛泻痢胀闷之证作矣。惟黄连、木香之苦辛，佐以芍药、平胃散调中和气，则腹痛泻痢自愈。其不嫌加味以宜方，有加肉蔻者，只宜久痢之人收涩之效矣。

新安徐氏：

保元堂制香连丸

和脾胃，除湿热，止泻痢，解宿程，吐酸嘈杂腹痛，并治男子淋浊，女人带下。空心白水吞八十九。

第六方　斑龙百补丸 治法

功效并制胶霜法详见《古今医统·虚损门》。【保元堂方】

鹿角霜十两　鹿角胶四两　白茯苓四两　干山药四两，炒　人参四两　川牛膝四两，酒洗　川杜仲三两，姜汁拌炒　甘枸杞三两　黄芪四两，酒炒　五味子二两　川当归三两，酒洗　怀生地四两，酒洗　芡实粉四两　知母四两，盐水炒　黄柏四

新安徐氏：

保元堂制斑龙百补丸

固本保元，培复天真，壮元阳而多子嗣，益五内而助精神，强筋骸，美颜色，延寿筹，久服通玄。空心盐汤吞百丸。

两，夏月加

上炼蜜和胶丸梧桐子大，空心盐汤下百余丸。

评曰：斑龙，鹿也，属阳属乾，跃走最健。其角与胶，为气血之精华，性温平，不寒不热，是为补养之圣药。丹书云：尾闾不禁沧海竭，九转金丹都漫说。惟有斑龙顶上珠，能补玉堂关下穴。

第七方　天王补心丹【道藏经方】

新安徐氏：

保元堂制天王补心丹，养心神，益志慧，生血补，安睡不惊。久服有通神之妙。临卧时嚼一丸，灯心汤下。

人参一两　丹参一两，酒洗　生地黄二两，酒洗　玄参一两，洗　当归二两，酒洗　天门冬二两，去心　白茯神二两，去木　远志一两，去心　麦门冬二两，去心　生甘草一两　柏子仁一两，去油　酸枣仁一两，炒　白桔梗一两　五味子五钱　百部一两，洗　石菖蒲五钱　川杜仲一两，姜汁炒

上为末，炼蜜为丸芡实大。朱砂为衣，临卧嚼服一丸。

评曰：心为人身之主，以藏神。凡人用心太过则神疲而不守舍。方出《道藏经》，品味合理，有济世之功，佐以杜仲、五味，滋肾以济心火，其孰知之。读书游宦者，尤不可阙。日服健脾丸，夜服补心丹，虽老必壮，久服延年。

第八方　八珍益母丸【保元堂方】

益母草上截，一斤，不见铁
人参一两　白术四两，饭上蒸
白茯苓三两　当归身四两，酒洗
川芎二两　怀熟地四两，酒煮
白芍药二两，醋炒　生甘草二两
广木香一两　砂仁二两，炒

上为末，炼蜜丸梧桐子大，
空心酒或蜜汤下百丸。

评曰：益母之名，所以利
有子也。此方以八珍滋养气血，
名之益母，甚得理而效著焉。

新安徐氏：

保元堂制八珍益母丸，
调妇女一切月经不准，或先
或后，气血两虚。久不受孕，用
此半月可以正经，一月可以受
孕，其效如神。空心蜜汤送下百
丸。

妇人艰孕多由气血两虚，若气血充，阴阳和，岂有不
孕之理？古方多用香附开郁耗气，而曰调经受孕，岂
理也哉？况古今异世，虚实殊途。今之女人十有九虚，
若非此方，讵能济世？所以不终剂而受孕者，亦十之
九也。

第九方　固本肾气丸【保元堂制】

人参一两　麦门冬三两，去心　天门冬三两，去心
怀熟地三两，酒煮　怀生地三两，酒洗　白茯苓二两　怀
山药四两，炒　山茱萸二两，净肉　牡丹皮二两，酒洗
泽泻一两，白者　枸杞子二两

上为末，炼蜜丸梧桐子大，空心淡盐汤吞百丸。

评曰：天一生水，肾脏先之。人多酒色、脾肾所

伤，必得元气肺金之母，本固而子斯强，人参、二冬是矣。地黄、山药、山黄、丹皮固精补肾，茯苓、泽泻湿利葵水，则真水生而阴精足。或云泽泻利水，非滋肾之宣，殊不知前辈制方妙处，其在兹乎？余以二方合用，尤为相济也。

第十方　明目益肾还睛丸【启微方】

甘菊花二两　黄芪三两，酒炒　当归四两，酒洗　天门冬二两，去心　麦门冬二两，去心　白芍药一两，醋炒　生地黄二两，酒洗　怀山药二两，炒　川杜仲二两，酒炒　川牛膝二两，酒洗　百部二两，洗　川黄柏四两，盐炒　知母八两，盐汤炒　陈皮二两，洗

上为末，炼蜜丸梧桐子大，早晚白汤吞百丸。

评曰：目兼五脏，肾实主之。瞳人属肾，真水脏焉。凡人中年之后，眼目渐昏，岂知肾虚而真水不足以滋溉也。《经》曰：年四十而阴气半衰。所以滋肾，治其本也；清上凉荣，治其标也。治标久者，

新安徐氏：
保元堂制固本肾气丸
培下元灵损，精气不固，或梦泄遗精，阴灵火动，水火不济，上实下灵，盗汗淋沥。空心盐汤送下百丸。

新安徐氏：
保元堂制明目还睛丸
中年两目昏花，视物如两，皆由肾灵不足。少年泛色过伤，解不病目，用此丸最效。空心盐汤下百丸。

目益昏花，必须补肾，方得奏功。其用杜仲、百部、山药之属，是为益肾还睛云①。

第十一方　琥珀安神丸【保元堂方】

川黄连八两，酒炒　当归身三两，酒洗　生地黄三两，酒洗　生甘草一两　玄参四两，酒洗　酸枣仁一两，纸捶　白茯神四两　远志二两，甘草汤泡去心　琥珀一两　犀角一两，镑　辰砂一两，为衣

上为末，莲子灯心汤滴丸绿豆大，辰砂为衣。

评曰：丹砂、琥珀，宁神镇心之圣药，神不守舍，用之如响之应声。当归、生地以养血，犀角、远志以安神。日夜不寐，急病所需，此药不容以缓修也。天王补心丹用之于平时，此药用之即病者，其神乎。

新安徐氏：

保元堂制琥珀安神丸，治一切心灵神短，烦躁不宁，夜卧不安，惊悸怔忡，恍惚健忘。食远或夜，灯心汤吞五十丸。

第十二方　启阳固精丸【圣惠方】

人参一两　黄芪二两，酒炒　官桂二两　熟附子一两　川芎一两　杜仲三两，姜汁炒　山药四两，炒　破故纸四两，炒　小茴香四两，炒　菟丝子八两，酒煮捣为饼　巴戟天二两，去心　锁阳二两，火炕

---

① 云：原作"丸"，据金鉴本改。

新安徐氏：

保元堂制启阳固精丸

阳痿遗泄，不举不固，盖由平日耗伤劳神太过，心肾不交，用此奇效。空心，泡或盐汤吞下百丸。

上为末，炼蜜丸梧桐子大，空心酒吞百丸。

评曰：精气衰于下，乃阳气虚于上，是为天地不交之否也。精为气摄，阳气一虚，精无统摄，是固精之剂非启阳气彼何从而主张哉？《经》曰：阳气者，房劳则张，精绝。是用参、芪、桂、附以益元阳，锁阳、菟丝以固精气，清阳下降，精斯固矣。

第十三方　奇效肥儿方【幼幼方】

新安徐氏：

保元堂制奇效肥儿丸

治小儿一切脾弱疳积，面黄体瘦，饮食减少，身热肚大，或泻且坚。每服一丸，蜜汤下。

陈皮一两，洗　青皮五钱，醋炒　神曲五钱，炒　麦芽五钱，炒　槟榔五钱　木香二钱　黄连五钱，姜汁炒　使君子肉，五钱，煨

上为末，饴为丸芡实大，每服一丸，米汤化下，十岁者二丸，冬月姜汤下。

评曰：小儿常以饮食过度，至伤脾胃。渐而土虚木旺，腹膨筋露，体瘦面黄，寝成疳证。必先此剂以理脾清胃，平肝消滞，小儿方得体健而身肥，缘本方之制诚妙哉。

第十四方　十全抱龙丸【百一方】

天竺黄真者，五钱　辰砂一两　蜡琥珀七钱　胆南星一两，姜汁炒　枳壳一两，麸炒　白茯神一两　生甘草一两　干山药二两，炒　白硼砂一两　沉香五钱　明雄黄三钱　麝香五分，水调入药

上为末，蒸饼和炼蜜为丸芡实大，金箔为衣，阴干略照过，小磁罐贮，黄蜡塞口，久留不泄气。每服一丸，薄荷汤化下。若遇惊风，姜汤下。

评曰：小儿积热积痰，遂成惊搐。手足抽掣，目眩咬牙而上窜，犹飞龙之势不可以抱驯也。虽此剂镇惊定搐，平济艰危，如抱龙而顿驯也。济婴幼幼者，其可忽乎？

第十五方　牛黄清心丸【局方】

胆南星　白附子煨　半夏用皮硝滚汤泡五次，又用皂角汤泡一次，又用明矾泡一次，共七次，取起，干捣粗末听用　川乌用面包煨熟，去面不用，以上四味各一两　蝉肚郁金五钱

上五味为粗末。腊月黄牛胆三个，取汁和前药匀。仍入胆内，扎口悬于风檐下，至次年可用合药。再加渡过净芒

硝、辰砂、雄黄、南硼砂各一钱，片脑、麝香各少许，取胆内药一两，共一两四钱，研细，稀糊丸大豆大，金箔为衣。每服一丸，姜汤化下。

评曰：七年之病求三年之艾。天中风痰壅，卒倒不知人，此病之所由来远矣。何则风痰久郁于内？盖由正气先虚，邪之极盛，一时顿作。若非先时修制此剂，何能救急扶危。是即三年之艾，此方得之。

第十六方　清气化痰丸【局方】

新安徐氏：
保元堂制清气化痰丸降火顺气制痰，可以常服。利膈宽中，痰火自不积聚。食后白汤吞百丸。

橘红一斤，去白　枳壳八两，麸炒　黄芩八两，酒洗　半夏曲八两，炒　赤茯苓八两　生甘草五两　山栀仁八两，炒　滑石八两　天花粉八两　连翘五两　桔梗五两　薄荷叶四两　荆芥穗五两　当归尾八两，酒洗

上为末，白水滴丸绿豆大，食后，白汤、茶清任服。

评曰：夫人饮食膏粱厚味，鲜有不生痰者。惟清气化痰丸以之，如橘红、半夏、栀子之属，并王道防微杜渐之良方，平居用之，自免病甚。今人慢不着意，渐至积痰壅滞经络，辄至眩运卒倒，偏枯不随之证作矣。治不如法，则固终身受害，岂浅浅哉？

第十七方　竹沥导痰丸【丹溪方】

橘红一斤，去白　枳壳八两，麸炒　黄芩八两，酒洗　白茯苓四两　半夏曲八两，炒　生甘草四两　萝卜子四两，炒　神曲四两，炒　贝母四两　天花粉五两　桔梗四两　当归四两，酒洗　竹沥汁一碗

上为末，竹叶汤和竹沥滴丸绿豆大，食后白汤下百丸。

评曰：痰在四肢，非竹沥不能达；痰在胁下，非芥子不能除。此方为痰盛壅塞四肢沉困而制之，较之化痰丸稍为冥眩矣。

新安徐氏：

保元堂制竹沥导痰丸

治一切痰饮胸膈壅滞，脾灵不运，咳嗽吐痰，咽喉不利。

食远白汤下八十丸。

第十八方　脾泻丸【东垣方】

白术二两，饭上蒸　白茯苓二两，蒸　小茴香一两，炒　肉豆蔻一两，面包煨　破故纸二两，炒　广木香五钱

上为末，生姜煮红枣肉为丸梧桐子大，空心，米汤下八十丸，甚者食前再服。

评曰：脾泻久，惟清晨一次，人弗知思而轻视之，殊不知履霜之戒。故非寻常术、茯之剂所能奏功，必资肉蔻、小茴、破故纸之类，方免坚冰之患矣。

新安徐氏：

保元堂制脾泻丸

治久泻，每早晨溏泻一二次，此为脾灵脾泻，用此补脾养胃，而泻即止。空心米汤吞八十丸。

第十九方　壮阳固齿散【兵部集方】

旱连草一两　花椒三钱，炒　石膏二两，煅　青盐二两，煅　小茴香一两　白芷五钱　升麻五钱

上为末，早晚擦牙，少顷漱之或咽下，尤妙。

评曰：齿乃骨之余而根于肾，居阳明燥金之地。每为炽火所伤，故动摇作痛，甚则酥损，如灰成块而脱者，俗谓灰牙。岂理也哉？火铄金，不能生水。肾主水而制火，水少火多则为火胜。必启阳而肾水方升，则火降矣。《经》曰：强肾之因，热之尤可。是为从治之法，苟不深究，乌得旨哉？

第二十方　加味左金丸【保元堂方】

黄连一斤，姜拌炒　吴茱萸三两，汤泡去苦水　青皮二两，醋炒　木香一两　槟榔四两　川芎二两

上为末，滴水丸。

评曰：左金，是左金以平木火。人多郁怒，则肝火为之留连盛矣。胁乃厥阴肝经之地，故肋作痛，或连腹腰。方用黄连之苦以平肝火，佐以吴萸、木香、槟榔之辛，而能快气疏郁。有若金

之斫木，火安燃哉？命名之义在矣。

第廿①一方　木香槟榔丸【圣惠方】

广木香三两　黄连四两，吴萸汤泡炒
黄芩四两，酒炒　黄柏皮三两，盐水炒赤
槟榔八两，煨　陈皮八两，炒　青皮四
两，醋炒　莪术五两，煨　枳壳八两，麸
炒　黑丑八两，炒　厚朴四两，盐炒　庄
大黄四两，酒蒸　香附子制　当归八两，
酒洗　干姜三两，炮

上为末，白水滴丸，绿豆大，不
时白汤下一钱或钱半。

评曰：此方为攻城破敌之剂，
盖因积滞坚深，邪气炽聚，久而遂
固，必须此药以攻之。邪既迸退，
须用平剂以调之，而胃气斯复矣。
较之张子和小胃丹、神佑等丸，此
方尚为平易者乎。

第廿二方　四神治痢丸治

痢疾初作，效如神。【经验良方】

川黄连一斤，湿吴茱萸同炒　广
木香二两　槟榔四两　壮大黄四两，

新安徐氏：

保元堂制木香丸

顺气宽胸，消积化滞，解宿
经，消宿食，除胀满，利水肿。食
后白汤吞百丸，未效再服。

新安徐氏：

保元堂制四神治痢丸

治一切痢疾初作，腹痛后
重，推陈致新，平和不伐，有积
去积，无积却安，绝有奇效。饥
时白汤下八十九，未效再服。

---

① 廿：原作"二十"，据目录改。下"廿二"方同，不另注。

酒蒸　吴茱萸二两，汤泡炒连

　　上为末，醋糊滴丸梧桐子大，空心米汤下八十丸，不效再服百丸。有积去积，无积即止。

　　评曰：香、连为君，《局方》也；加以槟榔、大黄，是推积滞以平肠胃也。腹痛后重，一服顿除，抑何神哉。

第廿三方　上清丸【永类方】

新安徐氏：

保元堂制上清丸

清头目三阳之火，治诸风热

上壅，发渴咽痛，口疮牙血并效，

食远灯心汤吞一钱。

　　玄参八两，洗　薄荷五两　荆芥穗五两　苦桔梗八两　生甘草五两　当归尾五两，酒洗　大黄八两，蒸　陈皮八两，盐汤洗　片黄芩八两，酒炒　枳壳八两，麸炒　川芎四两

　　上为末，白水滴丸，绿豆大，每服一钱或钱半。

　　评曰：火性炎上，十有九人。盖人非火不生，又兼劳动厚味，以益增之，而欲上焦无火，得乎？此方专以清上为法，若能间常用之，庶几火不能炽而为害也。

第廿四方　沉香滚痰丸治一切怪证，痰火颠狂，胡言乱语，称神说鬼。【王隐君方】

　　黄芩一斤，酒洗　壮大黄一斤，酒蒸　沉香一两二钱　礞石三两，火硝同煅如金色

　　上为末，清水滴丸绿豆大，每服一钱，临卧服。

次早当下痰，如无，至夜再服。

评曰：痰因火炽气滞而作。王隐君制方以黄芩、大黄为君以降火，礞石以下痰，沉香快气，通撤上下，是制方之妙，蠲痰之圣药也。大都不宜多用，察其人之虚实，而与之可乎。

第廿五方　沉香至珍丸

【百一方】

沉香劈，石臼捣碎　丁香　广木香各二钱　陈皮洗　青皮醋炒川黄连　莪术煨　槟榔各五钱　巴豆霜五钱，纸捶　乌梅肉五钱，炕干

上将巴豆仁滚汤泡去心，好醋浸一时，煮干，碾，用皮纸除去油，入前药末，碾匀，厚糊丸黍米大。每用五七丸或九丸，大人十一二丸，温汤送下。

评曰：至珍者，乃慎重之意，不轻用也。盖此剂通利湿气为主，虽有巴霜之悍味，凡气滞而痛甚者，非此不能除。斯药斯疾盖不二用，亦云至珍。

新安徐氏：

保元堂制沉香涤痰丸

一切痰火，气喘咳嗽，稠黏，头眩耳响，烦躁癫狂，痰唾後不通，咽干口苦，怪证奇病，并有神效。临卧白汤吞一钱。

新安徐氏：

保元堂制沉香至珍丸

治一切心痛，胃脘痛，两胁胀痛，痰火食积，腹痛日夜不止，一服立愈。温汤下五七丸，甚者九丸而止。

第廿六方　宁嗽琼玉散【保元堂方】

诃子肉一两，煨，去核　白桔梗一两　百药煎五钱　五倍子一两，炒　罂粟壳五钱，蜜水去筋　生甘草五钱　乌梅肉五钱，炕

上为细末，蜜汤调方寸匕，食后临卧服，白汤漱口。

评曰：嗽最难医，古今通语。凡风寒咳嗽，发散则痊。有复感而作者，甚难取效。咳之既久，肺气上浮，而寻常之药，罔能遏止，必得收涩之剂。肺气敛而嗽方宁，因时制宜，此之谓也。

新安徐氏：保元堂制宁嗽琼玉散，治一切久嗽，诸药罔效，用一钱蜜汤调服，仰卧片时。忌油腻、掌腥、泛醋、盐菜、灸煿之物七日。

第廿七方　金花明目丸

川黄连酒炒　黄芩酒炒　山栀子连壳捣炒　川黄柏盐水炒褐色　山菊花

上等分为末，清水滴丸绿豆大，食后白汤下百丸。

评曰：目先眵而渐红肿痛，皆火炎上之患也。洗心洗肝，发散清浮之剂，用之过多，反不得效，何也？盖辛多上行，虽苦不能下降故也。始用发二三剂，便可用金花丸，此专降火

新安徐氏：保元堂制金花明目丸，专清上焦郁火，明目消肿，已头痛医痛，口舌生疮。食远白汤下百丸，甚者日二服。

而效得矣。《经》曰"高者抑之"是也。

第廿八方　秘验带下丸【秘传】

芡实粉二两　白茯苓　赤石脂煅　牡蛎煅，醋淬　禹余粮煅，各一两　石灰风化，八钱　好醋一盏，伴和前末，晒干，再捣筛

用糯米煮粥和捣为丸梧桐子大，空心米汤下五十丸，加至六七十丸。

评曰：妇女下带，虽弗疾痛，亦致损人。女人病此，实为一蠱证也，可不慎哉！久之渐虚，甚则黄瘦而成怯证者有矣。此方最效。愈后，多服大健脾丸为妙。

> 新安徐氏：
> 保元堂制带下丸
> 妇人女子带下赤白，诚是大病，人多视以为常，久久不已，寝成霪损，若不早治，必致大亏。宜以米饮吞五十丸，空用泾下。

第廿九方　秘验止久泻痢丸
【本事方】

黄丹一两，飞过　明矾一两　黄蜡一两

将蜡熔化于小铜勺中，次以丹、矾末和入，乘热急手丸如豆大，每服二丸，空心米汤下，小儿用一丸。

评曰：药方简易，人多轻视之。偶因太史余幼老云：药有简易而极效，诚造化之不可测者，示以此方。不佞制与人，果应手取效，故表而出之。

> 新安徐氏：
> 保元堂制止久泻痢丸
> 一切久痢泻利，诸药不效，服此一丸，空心米汤吞。大人二丸，小儿一丸，未效再服。

第三十方　四神消积丸【保元堂方】

新安徐氏：

保元堂制四神消积丸病浅心，用一两获安，久病，用二三两痊愈。食后，白汤下一钱，小儿五分。食后，服大健脾丸月余，终身免脾胃之患。一消食积，一消酒积。一消痰积，一消气积。

陈皮三两，洗去白　青皮二两，醋炒　槟榔二两　广木香五钱　川厚朴二两，姜炒　枳实二两，蒸　京三棱一两，煨，切　蓬莪术二两，煨，切　山楂肉二两，蒸　神曲二两，炒　麦芽三两，炒　半夏曲二两，炒　香附米二两　白芥子五钱，炒　砂仁一两，炒　吴茱萸一两，汤泡去苦水

上为末，萝卜汤滴丸绿豆大，食远白汤下八十丸。

评曰：消积之剂，多用慓悍攻击之药。此方平易，可以多服，不伤胃气，积消即止。凡人多为食、酒、气、痰四者成积，此药切宜，故曰四神。

第三十一方　秘验血崩丸【秘传】

新安徐氏：

保元堂血崩神剂丸治年久虚弱，血崩淋沥不止，诸药不效，用此。宫心清泓送下三钱，连用七服痊愈，永不再发。

真阿胶二两，炒成珠　慎火草二两，炙焦，碾　棕毛烧灰存性　龙骨煅　牡蛎粉煅，醋淬　真蒲黄炒黑色乌梅肉各一两，烙焦碾末

上将阿胶酒半盏化开，和前末

药丸梧桐子大，空心酒下六七十丸。

评曰：崩证之方，极难得效。京师一女医，专用此药著名。余以厚赂求而得之。有乐户病危，余药愈，酬以此方，与女方毫发不差。盖药专精，所以效速。余治数人，皆不旬日而愈。

第三十二方　驻车丸【局方】

川黄连一两，酒炒　当归身一两，酒洗　真阿胶一两，蛤粉炒珠　乌梅肉五钱，炕干　干姜五钱，炮黑

上为末，将阿胶化，和面糊丸小豆大，空心清酒下百丸，未效再服。

评曰：驻车谓其效之力也。车行而轮转，势弗可遏，痢疾既久，气血陷下，亦如轮转而不可止。此方以乌梅、阿胶、炮姜，方能升固而止血，其功有驻车之效，斯称名乎。

第三十三方　仙灵酒壮阳固精，健筋骨，补精髓，广嗣延年，中年之人及老人气血不足者宜服。【秘传】

仙灵脾四两　金樱膏四两　川牛膝一两　当归身二两　川芎一两

新安徐氏：

保元堂制驻车丸

一切久痢，赤白不已，或如死血豆汁，日夜无度，口干发热，不思饮食。空心米饮吞百丸，三服效。

新安徐氏：

保元堂制仙灵酒

助阳气灵奇，下元固冷，腰膝无力，临事不举，遗精漏泄，用泡一斤必有奇效，久服有通仙之巧。

巴戟天一两，去心　菟丝子二两，制　小茴香一两，炒
补骨脂一两，炒　官桂一两　川杜仲一两，姜炒　沉香
五钱

用细花烧酒二十斤一坛，上药为粗末，绢袋盛，
悬胎煮三炷香，放土地上三宿，分作十小瓶，以泥
封口。

评曰：仙灵，以其至药而名也。佐之补易①固精
以成剂，中年之人，宜乎用效。少年而非虚弱者，非
用宜也。

第三十四方　应效酒一名铁力衣。治一切风气，
跌打损伤，寒湿疝气，移伤定痛，顷刻奏功。沉疴久病，罔不
获愈，若饮半醉，打跌不痛，不时温服三五杯为妙。

新安徐氏：保元堂制应效活一名铁力衣，治跌打损伤，血凝气滞，此泛善通经络，破坚开滞，每饮三五杯，立见病心。若预饮之，跌打不痛。

紫金皮　牡丹皮　五加皮　郁
金　乌药各一两　官桂五钱　川芎
玄胡索各一两　广木香　羊踯躅
川羌活各五钱　明乳香三钱

上为粗末，悬胎煮好烧酒十
斤，如上法。

评曰：酒方每以多品为贵。此
方甚简，惟行气活血，所以止痛最
效。盖痛者不通，通者不痛，此应
效之命名也。

---

① 易：原文如此。义不通。或为"益"之同音误写，或为"陽"之形近误
写。

第三十五方　神应万灵膏【奇效方】①

乌药　草乌　香附子　苦参　枳
壳　槟榔　独活　羌活　牛膝　川芎
桔梗　石南藤　五加皮　防风　白蒺
藜　京三棱　莪术　归尾　大黄　玄
参　苍术　连翘　白鲜皮　丹参　黄
芩　乌头　松节　茄根　凤尾草　海
桐皮　海风藤　血见愁　蒲公英　荸
荠　白及　白蔹　芫花　雷公藤　皂
角刺　射干　苍耳子　黄药子　羊蹄
根　土牛膝　忍冬藤　天花粉　桑白
皮　紫背天葵　威灵仙　天南星　玄
胡索　红芽大戟

新安徐氏：

保元堂制神应万灵膏

贴一切风气肿毒，诸病按穴

贴之，先用姜擦肤热，贴膏药，

又用热瓦熨之效。

第一次五十二味计药五斤为咀，入香油十二斤浸
一夜，方熬煎，以槐柳桃枝搅动，煎至焦枯，捞去渣，
再熬，油滴水不散，方入第二项药煎。

第二次药

金银花　川山甲　蓖麻子　香白芷　官桂　杏仁
桃仁　马蹄细辛　藁本　五灵脂　青木香　郁金　自
然铜　蛇蜕　蜈蚣　虾蟆

第二次十六味药，慢火煎焦去渣，滤净，再入锅，
煎油一炷香，入黄丹五斤，无名异一斤，蛇含石八两，

① 奇效方：捷要本此三字为正文。

俱为极细面，续续添入，搅之，滴水成珠，摊纸不渗为度。取起，放地上半热，入第三次药。

第三次药

麝香五钱　樟脑八两　乳香四两

搅匀，分十器盛之，过三宿，摊贴患处。先用姜盐搓热，再熨为妙。①

第三十六方　定痛太乙膏殷阁老传。【秘方】

香麻油一斤　当归二两　生地黄二两　甘草一两

四味煎焦枯，去渣，以棕棉滤净，再入锅熬，滴水不散，入黄丹半斤。又慢火熬，滴水沉聚，取起少顷，入白蜡、黄蜡各一两，微火熬成。取起少定，入乳香、没药各五钱。搅匀，置磁器，过三宿可贴。

评曰：膏名太乙，因至简而效，谓膏为第一也。余初至京师，会殷相国讳仕儋者，自云做秀才时，酷好医方，经验甚多。有一膏药不须多味而效甚奇。吾常制以施人，惟用当归、地黄、黄丹、二蜡而已，久溃之疡贴之即愈。先生其知之乎？余应之曰：江南灸火，用此膏以

新安徐氏：
保元堂制定痛太乙膏
专贴一切溃烂，诸疮久不收敛并灸火疮日久不平，此膏贴之即愈。一日二换，久溃大疮，一日平安。

---

① 再熨为妙：捷要本此后有"贴一切风气肿毒，诸病按穴贴之，先用姜擦肤热，贴上膏药，又用热瓦熨之效"33字，此原为保元堂本药单中的字。

贴火疮，人皆视之简略，不以为功，所以不显其效。

补遗经验方【秘传】

仙方点白还玄丹湖广李当该在京以此为秘，每传一人索谢仪数十金，此其原师方士至京传，予仅酬以五金，制之果效。

生地黄取汁　桑椹子取汁　旱莲草取汁

三汁各用一盂，共入铁锅内，熬之干，碾为面听用。

三膏末一两　母丁香五钱　没石子煨，五钱　真铅粉炒，五钱

四味共碾为极细面，用小磁罐贮之，塞口，勿令泄气。依后开拨白日期，用小镊子拨去白须，即以墨笔点记。然后用鲜姜汁调前药少许，点孔中。六七日后，再出即黑，永不白。

拨白日期：

正月甲子日　二月初八日　三月十三日　四月十六日　五月廿五日　六月十四十九日　七月廿日　八月十九日　九月十六日　十月十日十三日　十一月十日十二日　十二月初七日

内消瘰疬丸　未溃者内消，已溃者亦愈。外贴太乙膏即收口而愈。【秘传】

夏枯草八两　玄参五两　青盐五两，煅　海藻　海粉　贝母　天花粉　白敛　连翘　桔梗　当归酒洗　生地酒洗　枳壳麸炒　大黄酒蒸　薄荷叶　甘草各一

两二

上为细末，酒糊滴为丸绿豆大，食后、临卧，低枕，用白汤吞服百余丸，就卧一时，妙。

明目紫金膏 北京吴柳泉家传。【经验】

黄连 黄芩 黄柏 山栀仁 野菊花 玄参 连翘 蔓荆子 防风 荆芥 大黄 薄荷叶 六月雪 九里明 草决明 当归尾 生地黄 谷精草 天门冬 生地黄 女真实 扁柏枝 芒硝 甘草梢 羊胆一个 猪胆一个 青鱼胆二个 熊胆一个 白硼砂一两 冰片一钱

上除胆、硼在外，咀药二十四味，用大锅，井花水一斗，煮一炷香。以净磁盆盛汤，渣再入热水，又煎一炷香，倾汤于一处。再入热水，煎共四次，其渣无味去之。用前汤煎熬过三分之二，以密绢滤净，再用净砂锅熬成膏，方入胆汁，熬和如饴，用小磁罐分收之。或即以硼砂和匀亦可，或临用加硼、片，亦可时热。火眼、气眼，井水调点三五次，应手而愈。①

新安徐氏：

保元堂明目紫金膏

治一切时热火眼肿痛未烂，用井水调点内外眦，仰面少顷，连点三次效。甚者，三日九次疼愈。

---

① 应手而愈：此下"新安徐氏"仿单原脱，据金鉴本补入。

内消瘰疬丸【秘传】

川黄连 酒炒　　槐花米①炒　　冬青子 焙干，各四两

三味为末，入猪大脏内，扎两头，煮烂，捣如泥，入后药，再捣成剂，明雄黄、朴硝各一两，白蜡一两，青黛五钱。将白蜡熔化，青黛和匀，取起，冷定，再碾为末，和前药捣匀，如硬，加醋糊成丸梧桐子大，空心酒下百丸。

忌五荤、房事二个月，永不再发。

---

① 米：原作"末"，据金鉴本改。

校 后 记

  明·徐春甫《医学指南捷径六书》（以下简称《捷径六书》）（1586 年），又名《医学入门捷径六书》《古今医学捷要六书》（或《医学捷要六书》），此外，还有一种题为《徐氏二十四剂方经络歌诀》的书，为清光绪恒德堂主人詹泰抄本。从书名即可得知，这只是《捷径六书》的第五卷而已。《新安医学丛书》中校点出版了《医学未然金鉴》，亦即此书的第五、第六两卷。

  此书自成书以后，仅在明代有过两次（或三次）版刻，此后再也没有见过翻刻本，因此流传不广。该书现存的国内外各图书馆所藏明刻本均有残缺，没有一个版本是完美的。想了解该书全貌，必须诸本参照，一般读者很难做到。得益于国家课题的资助，笔者将藏于日本、北京、安徽、江西、长春等地的该书现存所有版本逐一过目，取长补短，才得以完整了解其全貌。①

---

  ① 张志斌.《医学指南捷径六书》文献学考察. 安徽中医学院学报［J］. 2010，（5）：13－15

一、全书概况

《捷径六书》是一部普及性医学丛书。全书共 6 卷[①]，以阴、阳、风、雨、晦、明 6 字名集。每卷（集）独立成书，各为《内经正脉》《雷公四要纲领发微》《病机药性歌赋》《诸证要方歌括》《二十四方》《评秘济世三十六方》。从《捷径六书》徐春甫序来看，到万历十四年（1586）编订《捷径六书》之时，徐春甫已经进入老年。众所周知，徐氏在 30 多岁时就编写了部头甚大的《古今医统大全》，那么，为什么到了 74 岁时再来编写《捷径六书》呢？徐氏对此的解释见于《捷径六书》序中。

他说："夫医，仁术也，生死托焉。精则活人，弗精则毙人，故贵专、贵讲。贵专，然后心手相应，百发百利，术斯精而仁斯溥。晚近学者不务讲修，专以奇方搏名寓内，稍侥尺寸之利，遂自满足，嗟嗟！先圣仁术果若是乎？"也就是说他认为医学贵在专精，欲求专精则必须"讲修"。《论语·述而》："德之不修，学之不讲……是吾忧也。"故"讲修"也就是要研究学术，提高医学素养。如何讲修？按徐春甫的思路，就是先博后约：

"不佞业医五十余年，未敢欺罔。恒思学之不工，误人性命之托。且于先时裒集《医统》百卷，梓行海内，稍为全书。又集《捷径六书》，便于初学。是亦博而约之之意。评定二十四方、三十六方，乃日用秘验，应手取效，济急扶倾，夺奇奏

---

① 6 卷：各卷的主要内容及学术特点请参照书前"导读"。

捷之家兵也。"①

所以《捷径六书》乃是徐氏由博返约、由人及己的代表作。或者说百卷《古今医统》重在资料性，而《捷径六书》才是披沙淘金之作，充分表达了徐氏的学术思想和临床经验。从《捷径六书》序对全书的介绍，明确"便于初学"可知，此书可能是徐春甫用以授徒的教材。在6种子书中，他只提到了"评定二十四方、三十六方，乃日用秘验"。所谓"二十四方"即卷五，"三十六方"即卷六《评秘济世三十六方》。徐春甫认为这两书乃"日用秘验"，说明他特别重视自己的这两本"秘验"之书。也许就是这个原因，现存各种版本的《捷径六书》中，大都保留了最后两卷。

二、作者生平与学术传承

徐氏名春甫，字汝元，号思鹤，又号东皋。

1. 徐春甫之故里

关于徐氏的籍贯，现存徐氏著作多署为"新安"。新安乃西晋时郡名，包括今歙县、休宁、祁门等多个县区。《医学指南捷径六书》序后署为"新都朱紫里人"，"新都"乃东汉郡名，后改为新安郡。因此无论新安还是新都，都没有具体到县一级。据《一体堂宅仁医会·会友录》，徐氏当为"直隶祁门人"。《祁门县志》也收录了徐氏的传记。故徐氏籍贯可定为安徽祁门县。徐氏之父名徐鹤山，为襄府典膳。徐春甫乃鹤山遗腹子，故其号"思鹤"，恐寓有纪念其父之意。

---

① 徐春甫．医学指南捷径六书．自序．日本大阪府立图书馆藏万历丁酉年（1597）刘双松重梓本

2. 徐春甫之生卒年

何时希《中国历代医家传录》引"《新辞海》试行本"①，将徐春甫的生卒年定为 1520—1596。笔者无法得知该词典定此生卒年的依据。因此，根据自己目前掌握的资料，尝试探讨徐春甫的生卒年。

《捷径六书》徐春甫序署为"七十四叟"，但没有标明作序年份，故无法据此确定其生年。因此必须有其他旁证，证明该序写成于何年。这个旁证应该是该书中的徐春甫"医学捷径六书二十四方序"，因为该序署有明确的年份。但问题出在同样内容的徐春甫"医学捷径六书二十四方序"，在不同的版本中，所署的作序年份不一样。"入门本""金鉴本"均署为"万历丙戌"（1586），"指南本"却署为"万历丙申"（1596），两者相差 10 年。"入门本"是初刻本，可惜只残存末两种子书，故而不明该本是否有署为"七十四叟"的徐春甫序。因此，还必须寻求其他的佐证。

考《捷径六书》徐春甫序称："不佞业医五十余年，未敢欺罔。"也就是说，时年 74 岁的徐春甫提到他从医 50 余年，换言之，他学习医学之时是 20 多岁。与此意思相近的话也见于卷六"评秘济世三十六方"之前的"评曰"："余业医五十余年，积久频验。"这就证明卷六"评秘济世三十六方"的撰成时代与徐氏作序时代是一致的。该卷同样存于成书于 1586 年的《捷径六书》"入门本"，因此，可以推知在 1586 年，徐春甫已经 70 多岁。结合《捷径六书》徐春甫序所署的"七十四叟"，笔者认为徐氏的生年可以定在 1513 年。

鉴于笔者目前所能见到的现存资料有限，本文还无法确认徐氏准确的卒年。由于万历丙申（1596）徐氏仍重刊《医学

① 何时希，中国历代医家传录（中），北京：人民卫生出版社，1991，308.

指南捷径六书》，故将徐氏卒年推定在 1596 年以后，应该是没有问题的。也就是说，徐春甫大约寿 84 岁或更长。

3. 徐春甫之生平及学术传承

记载徐春甫生平的资料不多，《古今医统大全》序中自称"春甫家世业儒"。汪衢序介绍说：徐氏"生质敏颖，幼从学于太学生叶光山，攻举子业。既而多病，复问医学于余族侄子良"。从《一体堂宅仁医会录·传心要语》中，可发现徐氏求学经历的确凿史料："余初学医，志友天下。尝游吴越江湘，历濂洛关闽，抵扬徐燕冀，就有道而正焉。道高即拜，罔敢自矜。纵有得，亦不自售而人无弗知也。"由此可知徐氏初学医时曾遍走中国，访求名师。

据现存文献看，载徐氏前半生经历最详细的应该是《蠡斯广育》汪衢序。该书今国内不传，唯日本多纪元胤《中国医籍考》存其序，略曰：

"汝元，余故友襄府典膳鹤山遗腹子也。生质敏颖，幼从学于太学生叶光山，攻举子业，既而多病，复问医学于余族侄子良。子良素以医术鸣时。汝元以儒通医，故其术易精。其存心每每以济人为急务，弗规于利。良可嘉也！频往来于余，常以《素问》脉理、病机治法，及刘、李、张、朱诸氏之书诘之，汝元皆亹亹条析，随问随对，略无凝滞。此见汝元医有所本，业有师承，非复近时俗医记《本草》而疗病，泥古方而药人也。"[1]

《古今医统大全》沈一贯序，谈到了徐春甫后半生的经历，他说："徐君新安人，名春甫，今为太医氏，成国朱公客之。始徐君行四方，挟书多，其在京师，会国家有大编摩，缘公卿得观秘书，聚方滋富。然徐君所治病，有妙巧辄自纪，所

---

① 日·多纪元胤. 中国医籍考. 北京：人民卫生出版社，1983，P978

以治满几阁矣，而未尝胶方，此长安所以名徐君哉"。此处提到徐氏曾"行四方"，与前所引"志友天下"的记载是完全吻合的。徐春甫的学术造诣，与他在京师得览众多珍秘之书，收集到许多医方资料有很大关系。徐氏又富有医疗经验，誉满京城。他在京师治疗了很多病人，见于现存多种书籍的序言所载。

另有《祁门县志》记载了徐氏整个生平梗概："字汝元，祁门县人。汪宦门人。医家书无所不窥。著有《古今医统》《医学捷径》。居京邸，求医甚众，即贵显者不能旦夕致。授太医院官。"其中所云之"汪宦"，即前述汪衢序中提到的"汪子良"，号心谷，新安祁门人，乃当地名医，与汪机同族。学术素养甚高，弟子颇多，徐春甫为其中之一。徐春甫在《古今医统大全》中为其师写了简历：

"汪宦，字子良，号心谷，新安祁门人……后弃儒就医，潜心内素，有神领心得之妙。证王（冰）氏之谬注，如分鳞介于深泉净瀁之中，诚有功于轩岐，启迪天下后世医学，如瞽复明，质疑尺寸等论可见矣。为人质实，不以有学自矜，从游者甚多。所著《医学质疑》《统属诊法》《证治要略》等书行世。"[①]

徐春甫跟上这样一位名师，自然"医有所本，业有师承"，加之"以儒通医，故其术易精"。不仅临床医道高明，任太医院吏目，并且一生著有多种医书。其中最负盛名的是《古今医统大全》（1556年）100卷。这百卷巨帙，实际上是他整理平素所攻读医籍的产物。《古今医统大全》中提到他在此书以前，已经撰写了《幼幼汇集》3卷、《痘疹泄密》1卷。

---

① 徐春甫．古今医统大全·历世圣贤名医姓氏．明·隆庆四年庚午年（1570）刻本．卷之一

而在此以后，徐氏又撰写了《妇科心镜》3 卷，《螽斯广育》1 卷，《内经要旨》2 卷。

4. 徐春甫创办我国古代第一个医学学术团体

从现存的《一体堂宅仁医会录》序言来看，徐春甫是我国古代第一个医学学术团体的组织人。闽人高严（1568）序称："今岁来……京师，就试南宫。偶以疾受知于新安徐东皋。公间持一帙示余，曰：此其集天下之医客都下者，立成宅仁之会，是以有此录。"[①] 该会录在徐春甫名下注云"太医院吏目"。

认定徐春甫是宅仁医会的组织者，不仅在于他将该医会文件材料编撰出版，而且从"宅仁医会"成员来看，徐春甫是该会的中心人物。

一体堂宅仁医会"会友姓氏"共有 46 名成员。据高序云："得阅是录，首列姓名，尚齿也。""尚齿"是表明该会尊重年龄次序，按"齿"为序排列姓名。徐春甫排在第 12 位。在他前面的 11 位，有官员、上司（太医院使、院判）、老师（汪宦）、御医等。排在他后面的有同为太医院吏目的同僚、太医院冠带医士、庠生、儒士等人，还有他的门人、儿子、侄子、孙子。因此从人员的成分来说，中坚人物是与徐春甫同在太医院工作的官员或医生。从人员的籍贯来说，以安徽新安六郡为多（20 人），其中祁门籍就有 10 人，其次是江苏（8 人）、浙江（6 人），余为其他省份。

尤其需要提到的是，这些会员中有 10 人是徐氏家人及门生，他们是承担了《捷径六书》校阅工作的全部人员。其中有他的儿子徐良名，侄子徐良佐，孙子徐本诚，门人顾胤祥

---

① 徐春甫. 一体堂宅仁医会录. 高严序. 安徽省图书馆藏隆庆二年（1568）序刊本

（太医院冠带医士）、黄凤至、全以节（庠生）、刘尔科（庠生）、谢举元、李应节、汪腾蛟。因此，完全可以将《捷径六书》的编辑，视作一体堂宅仁医会的学术活动。

三、现存的该书版本介绍

笔者在整理该书，走访了国内外多个图书馆，阅读参考了此书现在已知尚且存世的全部古本。如果读者希望能够读到此书古代版本，现将这些版本介绍如下。

1. 日本大阪府立图书馆藏本

本校点本的底本还是采用从日本大阪府立图书馆复制回归的《医学指南捷径六书》（以下简称"指南本"），书号 691 - 33，共 4 册，6 卷，每卷为一种子书，按"阴阳风雨晦明"为序，计有：《内经正脉》《雷公四要纲领发微》《病机药性歌赋》《诸证要方歌括》《二十四方》《评秘济生三十六方》，凡六种。

关于大阪藏本的刊刻年代，《（大阪府立图书馆藏）石崎文库目录》著录该书为"明万历二四年跋刊本"。今检查该本复印件，未见刊刻堂号，因此该馆不能确定该版准确刊刻年代。

该本印刷质量不高，漫漶缺脱处甚多。为寻求对校本，笔者访察了至今所能见到的中国国内各种明刻残本及抄本，订正补充了大阪藏本之不足，同时也调查清楚了该书的版本源流与传承关系。

据最新出版的《中国中医古籍总目》（此后简称《总目》）记载："《医学指南捷径六书》六卷，1586，又名《医家关键二十四方治捷径》，（明）徐春甫（汝元、东皋）撰，汪腾蛟等校，1. 明万历二十五年丁酉（1597）刘双松刻本 186（存四卷）；2. 明刻本 721；3. 抄本 3（残）746A。"也就是说国内所藏与该书相关的版本有明刻本两种，抄本两种。今逐一调查，结果如下。

与"指南本"属于同一版的是北京中医药大学（186）藏刘双松刻本、中国医学科学院（3）存清抄本、江西中医药大学（746A）存清抄本。以上三种藏本均系残本。

2. 北京中医药大学藏本

北京中医药大学藏本2册，残存卷3～6（共4卷）。经核对，该本与日本大阪所藏乃同一版木所印。该本字画清晰美观，当为初刻本。卷六之末有"万历丁酉岁季秋月书林刘双松氏重梓"记载，因此可以断定"指南本"乃书林刘双松重刻于万历二十五年丁酉（1597）。该本可以弥补大阪本后4卷所有漫漶缺脱之处。

3. 中国医学科学院与江西中医药大学藏抄本

中国医学科学院藏清抄本，残存卷5、6。其末亦有"万历丁酉岁季秋月书林刘双松氏重梓"，故来源同上。江西中医药大学藏清抄本，残存卷1、2。书名《医学指南捷径六书》，故亦属指南本系统。

综合日本与中国所藏的《医学指南捷径六书》各本，可知其祖本乃1597年刘双松重刻本。该重刻本的特点以"医学指南捷径六书"为名，有全书总序，署为"新都七十四叟朱紫里人东皋书"。另有万历二十四年丙申（1596）的徐春甫"医学捷径六书二十四方序"及门人汪腾蛟的"二十四方跋"。该本因为今存书六种，内容完全，故被选作本次校点的底本。

"指南本"既为重刻本，那么其原刻本是否存世？

4. 安徽省图书馆藏本

经实地考察安徽省图书馆（721），发现《总目》记载极为简略的"明刻本"，竟是两种名称不同的明刻本残本，其中一种可确定为该书的初刻本！今分述于下。

其一：安徽省图书馆藏的明刻《医学入门捷径六书》，2册。该馆著录为明万历金陵顾氏、新都黄氏同刊，但检视原书，未见有关刊刻者的任何记载，正文书名也无"入门"二字。该本仅存子书2种（每种订为一册），蠹残较多。上册之首有"万历丙戌（1586）"徐春甫的"医学捷径六书二十四方序"，序后有"祁门徐氏保元堂刊"牌记（以下简称"保元堂本"），可见该本乃是徐春甫的家刻本。上册卷首题："医学关键二十四方治法捷径/新安东皋徐春甫著/同郡门生汪腾蛟校/同邑门生谢举元校、李应节校/门侄徐良佐正"。下册卷首残，从内容来看，乃是子书《评秘济生三十六方》。该本卷首只有书名，没有卷次序号及"阴阳风雨晦明"字样。此外，该本附刊了《一体堂宅仁医会录》，残缺甚多，内有"隆庆二年（1568）正月上澣闽人维石高严序"。

与指南本比较，"入门本"的特点是书名《医学捷径六书》，各卷无序号，也不注"阴阳风雨晦明"。"二十四方序"及"二十四方跋"的年代均为万历丙戌（1586），而不是指南本所署的万历丙申（1596）。此本是徐春甫保元堂刊，当为初刊本。其书名既有"六书"字样，说明也是丛书，但该本今存只有子书两种。究竟是该本残存子书2种，还是先行刊行其中的两种子书，不可得知。

其二：安徽省图书馆藏的《医学未然金鉴》（以下简称"金鉴本"），1册。该书内容就是《医学捷径六书》中的《二十四方》与《评秘济世三十六方》两种子书。各子书之首无卷次序号，但依次标以"晦集""明集"。该本版式与保元堂相同，刻工亦同，而"未然金鉴"四字及校定人署名等明显系剜补。剜补后《二十四方》的校定人为"东皋徐春甫著/龙眼倪志琰荆石/倪念祖绍衣/孙曰书安期/倪志琨让溪校定"。《评秘济世三十六方》的校定人除"孙曰书安期"换成"倪梦文叔昭"外，均同前卷。这些校定者既非徐氏子侄，也非门生，乃剽窃子书《二十四方》，序、跋亦均为万历丙戌（1586）。除剜改文字外，该本与保元堂本还有不同之处。如两书某些篇章的顺序略有不同，且金鉴本《二十四方》重复了数叶，又多出了"二十四方"引。因此金鉴本究竟是以保元堂原版木重印，还是根据另一种《医学捷径六书》刻本剜改后重印，还有待进一步的研究。值得注意的是该本字画清晰美观，内容完整无缺，文字内容与指南本有小异，也是校勘的好材料。

5. 长春中医药大学图书馆藏本

长春中医药大学图书馆藏《古今医学捷要六书》（又称《医学捷要六书》，此后简称"捷要本"），6 卷，该本的版式、纸张等均属明刻本。经仔细比对，此本脱去《二十四方跋》全文、《二十四方序》撰序年、《三十六方》中的药店仿单。其刊刻时间应该在刘双松本之后。但其全书基本特点同于刘双松本，如卷次、卷名、各卷首责任者署名均相同，可见是以彼本为底本，明显地保持了刘本原版的风格。最为巧合的，指南本缺最后一叶，捷要本也相同。至于到底是真正的巧合，还是捷要本的祖本就缺了最后一叶，现在已不可追究。虽然此本无堂号，无序跋年，但根据书中的避讳无明万历后及清代诸帝王名讳字，判断此本的刻印年在刘双松之后至明万历末年之间，约1597～1619 年。目前该书中外所藏诸刻本中，只有日本所藏之指南本与长春中医药大学所藏之捷要本属于明刻完本。但指南本字多漫漶，不易卒读；捷要本字体娟秀，字迹清晰，只是讹字、脱字较多。所以捷要本虽不是最好的版本，但对于校勘整理该书，有较重要的学术与版本价值。

比较上述数种版本，其异同如下。

书名	序跋年	刊年	出版堂号	卷次	校定者	今存
医学捷径六书	1586	？	保元堂刻	无卷次、卷名	汪腾蛟等	末2卷
医学未然金鉴	1586	？	（去牌记）	无卷次，有卷名	倪志琰等	末2卷
医学指南捷径六书	1596	1597	刘双松重刻	有卷次、卷名	徐良名、孙本诚等	全6卷
古今医学捷要六书	无	1597～1619	无堂号	有卷次、卷名	同上	全6卷

其传承关系大致如下。

保元堂本：万历丙戌（1586）编成的《医学捷径六书》，系将6种子书合刻，未分卷次，不标卷名，由徐氏保元堂首刊。校定者为同郡门生汪腾蛟、谢举元、李应节，侄徐良佐等。现仅存后2卷。

金鉴本：万历丙戌（1586）以后，龙眠（今安徽舒城）倪姓诸人剜改书名为《医学未然金鉴》，并剜改校定人名。各子书以六气为序，缀以卷名。现仅存后2卷。

指南本：万历丁酉（1597），刘双松重刻本，书名《医学指南捷径六书》，6卷，各卷有卷次及六气为序的卷名。该本改上述两本《二十四方》序跋的年代为万历丙申（1596），校订者为男徐良名、太学生孙本诚，以及门人顾胤祥、谢举元、全以节、刘尔科、黄凤至、汪腾蛟等。现存6卷，藏于日本大阪府立图书馆。

捷要本：无刊刻及序跋年，无堂号及刊刻者姓氏，书名《古今医学捷要六书》，6卷，各卷有卷次及六气为序的卷名。其刊刻时间当在1597～1619年之间。该本删去《二十四方》序年及跋，责任人姓名同指南本。现存6卷，藏于长春中医药大学图书馆。

四、关于本次校点的若干说明

《捷径六书》是明代新安名医徐春甫的代表作之一。由于国内唯有长春中医药大学图书馆藏有全本，但一直处于"藏于深闺人不识"的状态。因此该书并没有得到学界应有的重视和研究。

本次校点底本是日本所藏 1597 年的重梓全本。该本缺少末叶（上有出版牌记），且版木磨损，故字迹漫漶处甚多。此前，为了编纂《海外回归中医善本古籍丛书（续）》，笔者查访了国内藏于北京中医药大学图书馆、江西中医药大学图书馆、中国医学科学院及安徽省图书馆的残刻本与残抄本，消灭了漫漶不清的文字，将此书点校收入。晚近，又见到了长春中医药大学图书馆所藏的明刻完本——捷要本。为了使此书得到进一步的推广与应用，参照捷要本再次进行点校，单行出版。从内容上来说，日本回归的刘双松"指南本"与长春捷要本均为明刻完本，但从时间上来说，前者明显早于后者。故仍选择日本回归的指南本作为校点底本，并以保元堂本为主校本，以其他版本为旁校本。

在考察该书版本的过程中，发现了该书的初刻残本。根据初刻本《二十四方》序跋，将重刻本误改的年代（万历丙申）改正为万历丙戌（1586）。同时又将底本《评秘济世三十六方》删去的眉批重新补入，以期明确诸方来源。

此外，目前的证据尚不能排除与不能准认另外一种可能：此丛书计划收六种，而初刻时仅将最先准备好的两种先刊，重刻时方才刻齐六种。有待以后有更多的发现来进一步证实。

该书校点虽然花费的精力与财力甚大，但能使明代新安名医徐春甫的此一重要代表作完璧问世，以飨读者，亦深感欣慰。如整理中存在任何问题，欢迎读者批评指正。

张志斌
2014 年 10 月于北京